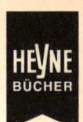

Peter Köhler

Die Heilkraft des Ginkgo

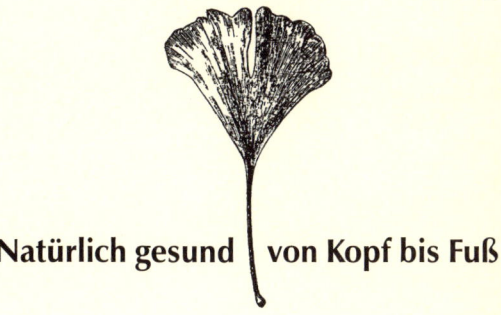

Natürlich gesund | **von Kopf bis Fuß**

Originalausgabe

WILHELM HEYNE VERLAG
MÜNCHEN

HEYNE RATGEBER
Nr. 08/5203

Copyright © 1998 by Wilhelm Heyne Verlag GmbH & Co. KG, München
Printed in Germany 1998
Lektorat: Johann Lankes
Umschlaggestaltung: Atelier Adolf Bachmann, Reischach
Umschlagabbildung: Pflanzenarchiv Lavendelfoto, Hamburg
Satz: Pinkuin Satz- und Datentechnik, Berlin
Druck und Bindung: Pressedruck, Augsburg

ISBN 3-453-14060-5

Inhalt

Einleitung

Gingo biloba

Dieses Baums Blatt, der von Osten
Meinem Garten anvertraut,
Gibt geheimen Sinn zu kosten,
Wie's den Wissenden erbaut.

Ist es ein lebendig Wesen,
Das sich in sich selbst getrennt?
Sind es zwei, die sich erlesen
Daß man sie als eines kennt?

Solche Frage zu erwidern
Fand ich wohl den rechten Sinn:
Fühlst du nicht an meinen Liedern
Daß ich eins und doppelt bin?

J. W. v. Goethe
West-östlicher Divan, Buch Suleika

Dieses Gedicht schrieb Johann Wolfgang von Goethe im September 1815. Der Dichterfürst konnte in seiner Weimarer Heimat im Hofgarten einen etwa 15 Jahre alten Ginkgobaum bewundern. Doch den Baum, auf den sich das Gedicht bezieht, entdeckte der wieder einmal unsterblich verliebte Dichterfürst bei einem Spaziergang mit seiner dama-

ligen Angebeteten im September 1815 im Heidelberger
Schloßgarten. Er brach ein Blatt ab und schenkte es seiner
Begleiterin.

Goethe schrieb das Gedicht in den darauffolgenden Tagen,
widmete es seiner Freundin Marianne von Willemer und
klebte auf die Reinschrift, die er ihr übersandte, zwei Blätter des Baumes. Da sie mit einem Frankfurter Bankier ver-
heiratet war, übersandte Goethe ihr das Werk nicht direkt,
sondern schickte es am 27. September an deren Stieftoch-
ter Rosine Städel, mit der sie sich bestens verstand.

Genauso verwickelt wie diese kleine Geschichte stellt sich
der Ginkgobaum selbst dar, dessen herzförmige Blätter
Goethe zu dem verschlüsselten Geständnis seiner Liebe zu
Marianne von Willemer inspiriert hatten. Jahrtausende
überlebte der vor Urzeiten weltweit verbreitete Baum in
einer kleinen, vor Naturkatastrophen und radikalen Klima-
veränderungen geschützten Region Chinas, ehe er mit Hilfe
des Menschen zunächst wieder überall in der Welt angesie-
delt und schließlich auch als wertvolle Heilpflanze genutzt
wurde.

Der Ginkgo, ein botanisches Fossil aus der Urwelt, galt seit
alters her als Symbol unbezwingbarer Stärke und Widerstandskraft, als Inbegriff einer besonderen Harmonie und
Heilkraft. In der chinesischen Medizin hat er seit Jahrtau-
senden einen wichtigen Platz eingenommen. Erst in den
letzten Jahrzehnten hat sich die naturwissenschaftlich ori-

entierte westliche Medizin dieses ungewöhnlichen Baumes angenommen, seine heilsamen Wirkungen entdeckt und nachgewiesen.

Teil 1:
Eine außergewöhnliche Pflanze

Die Entdeckung eines Fossils

Zu der Zeit, als Goethe sein Gedicht schrieb, war der Ginkgo in der westlichen Welt bereits seit einem Jahrhundert bekannt. Doch erst ein Jahr, bevor das Ginkgogedicht Goethes entstand, hatte der Genfer Botaniker Augustin Pyramus de Candolle (1778–1841) sozusagen das Geheimnis des »Liebeslebens« von Ginkgo erkannt: Er hatte als erster die weiblichen Blüten des Baumes entdeckt und richtigerweise daraus geschlossen, daß jeder Baum ein Geschlecht hat, ein in der Pflanzenwelt relativ seltenes Phänomen. Für die westliche Welt entdeckt hatte den Ginkgo allerdings ein anderer – über 125 Jahre vorher.

Der aus der westfälischen Hansestadt Lemgo stammende Arzt und Naturforscher Engelbert Kämpfer (1651–1716) bereiste im Auftrag der Ostindischen Kompanie neben Persien, Indien und Java auch Japan, um Geographie und Naturgeschichte dieser Länder zu erforschen. Unter anderem beschrieb er in seinen Betrachtungen zur Tier- und Pflanzenwelt auch den in Tempelgärten vielfach gepflegten Baum, dessen einheimische Bezeichnung er mit *Ginkgo* in die lateinische Schrift übertrug. Diesem Namen fügte er den Begriff *biloba* hinzu. Er bedeutet zweilappig und bezieht sich damit auf die sehr auffälligen, aus zwei zusammengewachsenen Hälften bestehenden Blätter.

Vermutlich hat Kämpfer den Baum im Februar 1691 erstmals in Nagasaki, seinem japanischen Wohnort, gesehen. Damals waren die Bäume in Japan bereits weit verbreitet, zierten zahlreiche Parks und wuchsen entlang der Straßen. Kämpfer hatte ein Medizinstudium begonnen, zu dem auch die Botanik als wichtiges Fach gehörte. Denn der größte Teil des »Arzneischatzes« seiner Zeit, der *Materia medica*, war pflanzlichen Ursprungs. Wie alle angehenden Ärzte befaßte er sich vor allem mit der Morphologie und Anatomie (äußerer und innerer Bau) der Pflanzen, lernte, sie exakt zu beschreiben und mit all ihren Teilen und Organen zu zeichnen.

Da sein Geld nicht reichte, die horrenden Kosten der damals obligatorischen akademischen Feiern zu bezahlen, schloß er sein Studium in Königsberg nicht ab, sondern folgte seinem Drang, fremde Länder kennenzulernen, indem er zunächst einen schwedischen Diplomaten in die damalige persische Hauptstadt Isfahan begleitete und sich dort von der niederländischen »Vereinigten Ostindischen Kompanie« als Chirurg anstellen und auf Forschungsreisen schicken ließ.

Neben seinen botanischen und naturwissenschaftlichen Studien interessierte er sich praktisch für alles, was er in der Fremde beobachten konnte, zum Beispiel Landwirtschaft, Ernährung, Geschichte, Politik, Mythologie und Religion. Im Interesse seines Arbeitgebers, der Kompanie, die praktisch den gesamten Handel zwischen den asiatischen und europäischen Ländern kontrollierte, suchte er auch stets nach wirtschaftlich verwertbaren Pflanzen. Erst nach acht Jahren in fernöstlichen Ländern kehrte Kämpfer nach Deutschland zurück und ordnete seine zahlreichen Forschungsergebnisse.

Botanische Beschreibung
Der Ginkgo ist ein

- getrenntgeschlechtlicher und eingeschlechtiger, das heißt mit getrennten rein weiblichen und männlichen Blüten ausgestatteter
- zweihäusiger, also in weiblichen und männlichen Exemplaren vorkommender,
- sommergrüner Baum, der im
- Herbst sein Laub abwirft und
- 30 bis maximal 40 Meter hoch werden kann.
- Eine sichere Geschlechtsbestimmung ist außer durch eine aufwendige genetische Untersuchung nur anhand der Blüten möglich.
- Ginkgos wachsen in sehr unterschiedlichen Formen, wobei säulenförmige ebenso wie breit ausladende Kronen gebildet werden.
- Die Borke ist bei jungen Bäumen graubraun, ältere Exemplare erscheinen dagegen tiefbraun und tief aufgerissen.
- Die fächerartigen Blätter sind parallelnervig und
- stehen an Langtrieben wechselständig,
- an Kurztrieben dagegen in Büscheln von zwei bis sechs Exemplaren.

- Sie sind sehr intensiv grün gefärbt,
- tragen auf Ober- und Unterseite keine Haare,
- sind von einer feinen Wachsschicht überzogen.
- Die Blattspreiten sitzen auf zwei bis neun Zentimeter langen Stielen und erreichen damit Gesamtlängen von bis zu 14 und Breiten von 13 Zentimetern.
- Die größten Blätter bilden in der Regel Schößlinge im Stammbereich eines älteren Baumes aus.
- Im Herbst färben sich die Blätter zunächst leuchtend hellgelb, ehe sie abfallen.
- Ihre Adern sind gabelförmig verzweigt und treten an der Blattunterseite hervor.
- Die Blüten wachsen aus den Achseln schuppenförmiger Blätter.
- Männliche Blüten sehen katzenförmig (ähnlich Birkenblüten) aus und tragen zahlreiche Staubblätter mit jeweils zwei Pollensäckchen, die
- weiblichen tragen am Ende eines langen Stiels meist zwei, selten auch drei oder mehr kugelige Samenanlagen.
- Blütezeit in unseren Breiten ist der Mai, die Bestäubung übernimmt der Wind.
- Die Samen haben zwei Keimblätter.

In sehr seltenen Ausnahmefällen kann es bei älteren Bäumen zu gelegentlichen Ausnahmen von der Zweihäusigkeit kommen. So wurden in den Jahren 1993 und 1994 an einem 170jährigen männlichen Ginkgo im Botanischen Garten von Jena, der nachweislich niemals mit weiblichen Reisern gepfropft worden war, weibliche Blüten entdeckt, die teilweise sogar Früchte bildeten.

So widmete sich Kämpfer beim Ginkgo vor allem den Früchten, über die er schrieb: »Die Nuß selbst heißt *Ginnau* und ähnelt einer Pistaziennuß, insbesondere derjenigen, die die Perser kennen, ist aber doppelt so groß. Sie hat das Aussehen eines Aprikosenkerns und besitzt eine dünne, zerbrechliche, weißliche, holzige Schale; darin liegt locker ein weißer, ungegliederter Kern, der die Süße der Mandel mit einem herben Geschmack verbindet und ziemlich hart ist.

Nach einer Mahlzeit gegessen, sollen die Kerne die Verdauung fördern, indem sie den vom Essen aufgeblähten Bauch wieder erschlaffen; deshalb fehlen sie niemals zum Nachtisch eines üppigen Mahles. Sie dienen auch als Zutat zu verschiedenen Speisen, nachdem man ihnen durch Kochen oder Rösten ihren herben Geschmack genommen hat. Die Nüsse sind recht preiswert.«

Das durch seine Forschertätigkeit verdiente Geld reichte Kämpfer nach seiner Rückkehr schließlich doch, um an der Universität in Leiden seine Doktorarbeit zu schreiben, ehe er in seine westfälische Heimat zurückkehrte und Leibarzt des Grafen zur Lippe wurde. Allerdings fanden seine wissenschaftlichen Ergebnisse nur wenig Echo bei den Botanikern und Medizinern seiner Zeit, so daß er nur einen klei-

nen Teil seiner Aufzeichnungen in Büchern publizieren
konnte.

Der mit Ginkgo übertragene japanische Begriff *gin-kyo* oder
ginnan stammt ursprünglich aus dem Chinesischen und bedeutet wörtlich übersetzt Silberfrucht oder Silberaprikose
und bezieht sich auf Farbe und Form der Früchte, die heute
als pflaumen- oder mirabellenförmig beschrieben werden.
Sie enthalten einen oder zwei nußartige, kantige Kerne. Sie
sind von einer gelblichen Fleischschicht umschlossen, die
einen unangenehmen Geruch verströmt. Er rührt von But-
ter-, Valerian- und Capronsäure her, die ein intensives, ste-
chend-fauliges Aroma verströmen. Die Früchte werden in
Japan und China auch heute noch roh oder geröstet als Delikatesse angeboten und gelten, rot gefärbt, als Glücksbrin-
ger für Hochzeitspaare. Sie schmecken ähnlich wie rohe
Kartoffeln, haben aber einen leicht harzigen Beigeschmack.

»Entenfuß-Baum«

Der volkstümlich Name des Ginkgo, den bereits Kämp-
fer notiert hatte, lautet *icho* und bedeutet soviel wie
Entenfuß. Dieser Name bezieht sich auf die auffällige
Blattform des Baumes und ist auch heute noch ge-
bräuchlich. Darüber hinaus hat der Ginkgo im Lauf der
Zeit im deutschsprachigen Raum verschiedene Namen
bekommen, darunter: Fächerbaum, Fächerblattbaum,
Goethebaum, Japanbaum, Japanischer Tempelbaum,
Elefantenohr oder Großvater-Enkel-Baum (wegen sei-

nes langen Lebens und langsamen Wachstums). In England und Amerika heißt der Ginkgo auch »Maidenhair-
tree«, also Frauenhaarbaum, weil seine Blätter dem
Frauenhaarfarn *Adiantum* ähneln.

Der Begründer der bis heute gültigen Pflanzensystematik,
Carl von Linné, zögerte lange, ehe er den Ginkgo in sein
grundlegendes Werk aufnahm, in dem er alle ihm bekannten Arten beschrieb. Da er nicht wußte, wie er den seltsa-
men Baum einordnen sollte, wies er ihm zunächst keinen
bestimmten Platz zu. In der Tat dauerte es fast 200 Jahre, bis
die Entwicklungsgeschichte des Ginkgo Ende der 80er Jahre halbwegs geklärt war. Lange Zeit hielt man ihn wegen
seiner Blattform und anderer botanischer Eigenschaften für
einen Nadelbaum, der, ähnlich wie die Lärche, sein Laub
im Herbst abwirft.

Im Jahr 1828 entdeckte der französische Forscher Adolphe
Brongniart in Kuperschiefer aus der Gegend von Mansfeld
(heute Thüringen) zum erstenmal ein fossiles Ginkgoblatt
(das später der Ur-Gattung *Sphenobaiera* zugeordnet wurde) und beschrieb es. Allerdings war er der Meinung, es
handle sich bei dem sehr zarten Abdruck des Blattes um
eine fossile Alge. Erst fast 50 Jahre später, im Jahr 1876, als
man ähnliche Fossilien in Spitzbergen fand, erkannte man,
daß es sich um Blätter des Ginkgobaumes handelte. Im Lauf
der Zeit konnten Wissenschaftler mehrere Urformen des
Ginkgo mit 295 verschiedenen Arten unterscheiden.

Die Blätter waren weltweit in verschiedenen geologischen Formationen gefunden worden. Die ältesten von ihnen entstanden vor etwa 280 Millionen Jahren. Besonders faszinierend an diesen Funden ist, daß sich auf den ersten Blick auch die ältesten erhaltenen Abbilder von Blüten und Blättern des Ginkgo fast nicht von denen unterscheiden, die heute wieder überall auf der Welt wachsen.

Zu Beginn der Zeit, in der die Wälder lebten, aus denen im Lauf von Jahrmillionen unsere Steinkohle entstand, teilten sich die Bäume auf in diejenigen, die Nadeln bildeten, und die Ginkgoartigen mit ihren fächerartigen Blättern an einem vielästigen, nicht in der strengen Symmetrie der Nadelgewächse wachsenden Baum.

Der japanische Botaniker Sakugoró Hirasé wies erst 1896 nach, daß die lange gültige Einordnung falsch war, die den Ginkgo zu den Nadelbäumen zählte. Aufgrund dieser Erkenntnis gilt der Ginkgo bis heute als eigenständige botanische Familie, von der bisher nur eine Art, der *Ginkgo biloba* mit seinen zweilappigen, fächerförmigen Blättern, bekannt ist. Dabei konnte erst 1989 endgültig geklärt werden, daß unser heutiger Ginkgo mit den Urformen zwar verwandt ist, seine Art jedoch »erst« vor 60 Millionen Jahren entstand.

Bei der Untersuchung eiszeitlicher Ablagerungen konnten Geobotaniker ebenfalls in den vergangenen Jahrzehnten nachweisen, daß der Ginkgo bei uns kurz vor der letzten Eiszeit (vor etwa 15 000 Jahren) noch vertreten war. Funde im Raum Frankfurt a. M. beweisen dies. Doch schon damals hatten sich die meisten Arten vermutlich aufgrund starker klimatischer Schwankungen und wegen ungeeigneter Böden nach Ostasien zurückgezogen. In dieser Region hielten sie sich vor allem in Gebieten, in denen sich Torf bilden und die ansonsten vorherrschenden stark salzhaltigen Böden überdecken konnte. Von dort holte ihn der Mensch und verbreitete ihn im Schutz seiner gepflegten Gärten, Parks, später auch der Alleen und Plantagen.

Ginkgos in Japan

Seit jeher gelten in Japan hohe Berge und Felsen, große Bäume und Wasserfälle als Sitz der Geister, werden entsprechend verehrt und nicht selten als wundertätig angesehen. So auch viele Ginkgobäume, die der Überlieferung nach aus chinesischen Tempelgärten nach Japan gekommen sein sollen und die sich häufig auf den Anhöhen neben Tempeln und Gräbern finden lassen. Sie haben die Jahrhunderte überdauert, Naturkatastrophen und Feuersbrünste überlebt, ja sogar den Abwurf der ersten Atombombe.

Kein Wunder, daß es regelrechte Reiseführer gibt, in denen die bedeutendsten Ginkgos in ganz Japan genau beschrieben sind. So wird von einem angeblich über 1500 Jahre alten Ginkgo berichtet, der auf der Insel Tsushima im äußersten Westen Japans nahe der Ortschaft Kin wächst. Er soll einen Blitzschlag und ein Feuer im Jahr 1798, den Taifun von 1950 und mehrere andere Naturkatastrophen überlebt haben. Daher nennen ihn die Menschen dort »Tsushima no oyagi«, Baumveteran von Tsushima. In einem Volkslied heißt es über den Baum: »Der Ginkgobaum in Kin, der Baumveteran von Tsushima hat einen Umfang von 25 Klafter.« Er wurde durch Blitzschlag ausgehöhlt und versengt, wächst aber scheinbar unbeeindruckt weiter.

Vor der Burg von Kumamoto auf der Insel Kyushu wächst ein Baum, den General Kato Kiyomasa (1562–1611) gepflanzt haben soll. Während des Satsuma-Aufstandes im Jahr 1877 brannte der Baum zusammen mit der Burg nieder. Doch mehr als 100 Jahre später wuchs aus dem alten, scheinbar toten Baumstamm ein neuer Sprößling, der heute über 20 Meter hoch gewachsen ist.

Die Verehrung der alten Bäume scheint beinahe grenzenlos zu sein. So steht mitten in einer Landstraße der 450 Jahre alte Ginkgo des Tempels Torin-an mit einem Stammumfang von 4,20 Metern und über 20 Metern Höhe. Als die Straße gebaut wurde, wagte sich trotz einer hohen Belohnung niemand daran, den Baum zu fällen. Daher baute man die Straße eben um den verehrten Baum herum.

Zurück in die Alte Welt

Engelbert Kämpfer hatte Zeichnungen der einzelnen Teile des Ginkgo hinterlassen, die jedoch lange Zeit keinen anderen Naturforscher interessierten. Erst 1791 wurden einige Zeichnungen veröffentlicht. Doch wirkliches Interesse fand der Tempelbaum erst, als sich Japan langsam für europäische Forscher öffnete und sie den dekorativen und oft als heilig bezeichneten Baum immer häufiger antrafen.

In der Alten Welt wurden die Bäume vor allem durch die Prunksucht europäischer Adels- und Gelddynastien wieder heimisch. Im 18. Jahrhundert wurde es schick, seinen Reichtum auch durch die Anlage großer Parks und prächtiger Orangerien mit möglichst vielen exotischen Pflanzen und Tieren zur Schau zu stellen. Parallel dazu entwickelte sich sowohl unter den Besitzern dieser botanischen Sammlungen wie auch in der Bevölkerung ein ungeheurer Forscherdrang, mehr über die exotischen Gewächse zu erfahren, um sie erfolgreich weiterkultivieren und möglichst viele neue, attraktive Spielarten heranzüchten zu können.

Vermutlich kamen die ersten Exemplare des exotischen Baumes um das Jahr 1730 nach Europa und wurden in Utrecht zunächst in Kübeln gepflanzt, die in der Orangerie überwinterten. Gut zwei Jahrzehnte später soll einer dieser Bäume an den Botanischen Garten in Kiew verkauft worden sein und dort auch heute noch stehen. In England versuchte um das Jahr 1756 der Gärtner James Gordon, den Ginkgo zu kultivieren. Ein von ihm gepflanzter Ginkgo überlebte mehr als 200 Jahre und war bis 1963 in Kew Garden, in dem die königliche Gartenbaugesellschaft des Inselreichs ihre botanischen Schätze aus aller Welt hortet, zu besichtigen. Der Baum hatte eine Höhe von 21 Metern und einen Stammumfang von 3,30 Meter erreicht.

Von England aus erreichten weitere Exemplare das Festland. Im Jahr 1781 wurden erste Ginkgos in Schönbrunn bei Wien und in Kassel gepflanzt. Im damaligen Schloßpark von Weissenstein, dem heutigen Kassel-Wilhelmshöhe, zählte er bald zu den exotischen Sehenswürdigkeiten. Ins Rheinland, genauer in den Park des Schlosses Dyck, gelangte der Ginkgo von Paris aus, wo der Baum als Attraktion in den Jardin des Plantes galt.

Als Goethe sein Ginkgo-Gedicht schrieb, konnten er und seine Zeitgenossen bereits über vier Meter hohe Exemplare des Ginkgo bewundern. Als einer der bekanntesten Ginkgo-Spezialisten galt der Hofgärtner der sächsischen Könige, Johann Heinrich Seidel. Er hatte während seiner Lehr- und Wanderjahre unter anderem in Kew Garden gearbeitet und auch den dortigen Ginkgo kennengelernt. Seit er 1778 Hofgärtner in Dresden geworden war, hatte er eine besondere Vorliebe für diese Exoten entwickelt. Den ersten Ginkgo pflanzte er im Garten des ehemaligen Marcolini-Palais in Dresden-Friedrichstadt, später kamen die beiden Exemplare unterhalb der Brühlschen Terrasse hinzu.

Aus diesen Anfängen hat sich in Dresden eine besondere Vorliebe für den Ginkgo entwickelt, die offenbar die Jahrhunderte überdauert hat. In jedem Fall gilt es bis heute als die Stadt der Ginkgoalleen. Kein Wunder, hatte doch Herzog Karl August seinen Hofgärtner Friedrich Gottlieb Dietrich ebenfalls in Kew Garden ausbilden und in Weimar Ginkgos züchten lassen. Bereits für einen Taler konnte man daher bald Stecklinge kaufen, die in der Regel gut anwuchsen. Der vermutlich älteste Ginkgo in der Goethe-Stadt Weimar wurde 1813 am Fürstenhaus, der heutigen Franz-Liszt-Hochschule, gepflanzt.

Auch Frankfurt a. M., wo der Ginkgo vor seinem eiszeitlichen Verschwinden seine letzte Heimat in Europa hatte (und wo auch Goethe öfter als Gast der Familie seiner angebeteten Marianne von Willemer weilte), hegte den Ginkgo. So dürfte bereits um 1785 der erste Baum im Garten des Konsuls S. M. von Bethmann gepflanzt worden sein, und auch der Apotheker Peter Saltzwedel hatte einen der Exoten in seinem Garten am linken Mainufer stehen.

Bis heute fasziniert der seltsame Baum ganz offensichtlich viele Menschen. So wurden bei der Bundesgartenschau des Jahres 1979 in Bonn auf Wunsch des Bundesinnenministeriums fünf Ginkgobäume als Symbole für den Schutz der Umwelt gepflanzt.

Zwei Geschlechter –
zur Botanik des Ginkgo

Im Gegensatz zu anderen tropischen oder exotischen
Pflanzen wurde der Ginkgo in Europa nur langsam verbreitet. Das liegt vor allem daran, daß er bei uns lange Zeit keine Früchte bildet und damals oft nur sehr wenige Samen
überhaupt zum Keimen kamen. Daher waren Ginkgos zu
Beginn ihrer Verbreitung in Europas Gärten und Parks sehr
teuer. So heißen sie in Frankreich im Volksmund lange Zeit
»Vierzig-Taler-Bäume«.

Erst als der Schweizer Botaniker Augustin Pyramus de Candolle im Jahr 1814 in Genf an einem Exemplar weibliche
Blüten entdeckt hatte, begannen Versuche, den Ginkgo
zum Fruchttragen zu bringen. Erstmals wurden dann 1835
in Montpellier, wo de Candolle ein weibliches Reis auf einen männlichen Baum gepflanzt hatte, Früchte geerntet.

Ginkgo gehört zu den zweihäusigen Pflanzen, es gibt also
männliche und weibliche Bäume, die normalerweise im
Alter von ungefähr 20 bis 30 Jahren erstmals blühen. Werden die weiblichen Blüten nicht vom Wind mit Pollen von
männlichen Exemplaren bestäubt, sterben sie ab und fallen
zu Boden. Der Befruchtungsvorgang ist äußerst kompliziert. Die Pollen gelangen vom sogenannten Bestäubungs-
tropfen durch eine winzige, auf die Form der Pollen zuge-
schnittene Öffnung in die Pollenkammer der weiblichen

Samenanlage, die ebenfalls mit Flüssigkeit gefüllt ist. Erst auf diesem Weg reift der Pollen vollkommen aus und bildet kleine Geißeln, mit deren Hilfe er gezielt zur Eizelle rudert, ähnlich wie es Samenzellen von Tieren und Menschen tun.

Erst zwei Monate nach der Bestäubung beginnt sich die Eizelle zu teilen und reift im Verlauf von weiteren drei bis vier Monaten so weit heran, daß die Früchte abfallen. Mutmaßlich findet die eigentliche Befruchtung, also die Vereinigung von Pollen- und Eizelle erst kurz vorher statt, manchmal sogar erst nach dem Abfallen der Frucht. Das Fruchtfleisch des ovalen, kantigen Kerns enthält viel Stärke als Nahrung für den Keimling. Im Lauf der Zeit trocknet die Hülle ein, die zunächst den Kern mit einer saftigen Schicht umhüllt. Aus jeder weiblichen Blüte können zwei Samen entstehen, doch wird in der Regel nur einer ausgebildet.

Über den Sinn dieses komplizierten Weges haben Botaniker lange nachgedacht. Vermutlich hat er sich als gut erwiesen, weil er wesentlich weniger Energie benötigt als die Methode der »modernen« Pflanzen, die zunächst alle Samen- und Pollenanlagen vollkommen ausreifen lassen, ehe es zur Befruchtung kommt. Dabei bleiben allerdings viele Samenanlagen unbefruchtet, und von den Pollen erreicht ohnehin nur ein verschwindend geringer Teil sein Ziel. Eine solche Verschwendung wäre dem Ginkgo vermutlich im Lauf seiner Entwicklungsgeschichte während klimatisch ungünstiger Zeiten zum Verhängnis geworden, und er wäre ebenso ausgestorben wie Millionen anderer Arten.

Vermehrungszyklus des Ginkgo

Zeitpunkt	Vorgang
Mai	Bestäubung
Juli	Ausreifung der Samen-anlagen in den Eizellen
September/Oktober	Befruchtung und Beginn der Samenreifung
Oktober/November	Abfall der oft unreifen Samen und Ausreifung
Mai	Auskeimung

Meister in der Kunst des Überlebens

Heute sind Ginkgos bei uns in vielen Parks und Botanischen Gärten zu finden. In Amerika werden männliche Ginkgos zu Tausenden entlang von Straßen als Alleebäume gepflanzt. Denn sie sind ausgesprochen widerstandsfähig gegenüber Umweltgiften, werden kaum von Pilzkrankheiten,

Bakterien und anderen Infektionen oder Insekten befallen und erreichen ein sehr hohes Alter. In Japan und China sind Exemplare bekannt, die weit über 4000 Jahre alt sein sollen.

Weltweite Berühmtheit haben mehrere Ginkgos erlangt, die in der japanischen Großstadt Hiroshima sogar den ersten Atombombenangriff der Welt vom 6. August 1945 überlebt haben. Nach Berichten von Augenzeugen sollen die Bäume – wie die gesamte Vegetation im weiten Umkreis – lichterloh gebrannt haben. Doch wenige Monate später, im Frühjahr 1946, sprossen Blätter aus den verkohlten Baumruinen und gaben den verbliebenen Menschen Hoffnung auf ein Weiterleben nach der Katastrophe.

In einem Forschungsbericht heißt es dazu: »Die Ginkgobäume hatten unter den von der Atombombe geschädigten Pflanzen die stärkste Regenerationskraft und brachten bald viele Schößlinge hervor. Im ersten Monat entstanden Neurospora-Bakterien, und die angebrannten Bäume wurden ganz rot. Bei einigen Bäumen, die 2000 bis 3000 Meter vom Zentrum der Explosion entfernt standen, starben die Äste ab, aber im Herbst oder Frühling kamen wieder viele neue Schößlinge aus den Stämmen hervor.« Ein Ginkgo, der nur 800 Meter vom Explosionszentrum entfernt stand, war auf der Seite, die der Bombe zugewandt war, völlig verkohlt und ausgehöhlt. Auch er lebt heute noch mit neuen Ästen und Zweigen. Die Menschen glauben, er habe auch den dahinterliegenden Tempel Hosenbo ge-

schützt, der als einziges Gebäude der Umgebung nicht
ausgebrannt war.

Dieser ungeheuren Widerstandskraft gegen alle denkbaren
Gefahren verdankt es der Ginkgo, daß er nicht das Schicksal beinahe aller Tier- und Pflanzenarten unserer Erde ge-
teilt hat, die alle nur für eine bestimmte Periode der Erdge-
schichte aufgetaucht und irgendwann wieder von der Bild-
fläche verschwunden sind.

Während der ungewöhnliche Baum in der traditionellen
chinesischen Medizin bald vielfache Verwendung fand,
dauerte es sehr lange, bis sich auch bei uns Ärzte und Pharmakologen für den Ginkgo zu interessieren begannen. So
versuchte de Candolle vergebens, die Chemiker seiner Zeit
zu einer genauen Beschäftigung mit dem »fixen« Öl aus den
Samen des Ginkgo zu bewegen. Er wollte über die chemische Analyse des Öls genauere Aufschlüsse über die Stam-
mesgeschichte des Baumes erhalten. Doch es dauerte 150
Jahre, ehe diese Idee realisiert werden konnte.

Die Wissenschaft zeigt Interesse

Erst um das Jahr 1930 begann man in Japan mit einer sy-
stematischen, naturwissenschaftlichen Analyse der Inhaltsstoffe von Ginkgofrüchten. Zunächst wurden Gink-

golsäure und Bilobol isoliert. Diese beiden Verbindungen wirken äußerst reizend auf der Haut und gelten als mitverantwortlich für häufige allergische Reaktionen auf Ginkgo. Darüber hinaus wurden mehrere insektentötende Substanzen entdeckt und vor allem eine Reihe von flavonartigen Verbindungen, von denen man hoffen konnte, daß sie eine medizinisch nutzbare Wirkung zeigen würden.

In Deutschland wird seit den frühen 50er Jahren intensiv an der Erforschung der therapeutischen Wirkung der Wirkstoffe aus dem Ginkgo und an technischen Verfahren gearbeitet, mit denen man verwendbare, wirksame Extrakte herstellen kann.

Das Besondere an dem Urweltbaum ist, daß er weder ein Nadel- noch ein echter Laubbaum ist. So zeigen die Blätter typische Merkmale von Nadelbäumen, beispielsweise die Anordnung der Blattadern. Außerdem bildet sich keine korkartige Trennschicht zwischen Blattstiel und Ast, ehe im Herbst das Laub abfällt. Aus diesen Gründen wurde Ginkgo lange Zeit als Verwandter der Eiben angesehen. Bestimmte Eigenheiten bei der Befruchtung (siehe oben) dagegen, die erst vor etwa 100 Jahren entdeckt worden sind, lassen diese Eingliederung als falsch erscheinen. Heute gilt der Ginkgo daher neben den Koniferen als eigene botanische Klasse unter den sogenannten nacktsamigen Pflanzen.

Im Lauf von Millionen Jahren verkleinerte sich das zur Jura-
zeit weltweite Verbreitungsgebiet des Ginkgo zusehends.
Heute gilt Südost-China als die einzige Region, in der er
überlebt hat. In den Provinzen Kweichow, Anhwei und
Chekiang wurden größere Bestände gefunden. Sie liegen in
schwer zugänglichen Mittelgebirgsregionen in Höhen zwischen 1200 und 1600 Metern.

Nach seiner Entdeckung wurde der Ginkgo vermutlich seit
dem 10. Jahrhundert in China kultiviert und gelangte von
da aus nach Japan. Auch dort wird er gezielt in Parks und
Gärten gezogen. Vermutlich wären die Restbestände des
Ginkgo im Lauf der Jahrhunderte auch in ihren letzten
Rückzugsgebieten ausgestorben oder im höchsten Maß ge-
fährdet, wenn nicht der Mensch begonnen hätte, ihn zu
kultivieren.

Dabei hilft dem Baum vermutlich, daß sein Holz sehr hart
und widerstandsfähig gegen Schädlinge ist, sich also sehr
gut zum Bauen oder zur Herstellung von Möbeln, Schnitze-
reien, Lackschatullen und anderen künstlerischen und
kunstgewerblichen Gegenständen eignet. Sehr beliebt ist
Ginkgoholz beim Bau von Tempeln. Die wasserdichte, hit-
zebeständige Borke wird vielerorts zur Herstellung von
Korkprodukten genutzt.

Die Widerstandskraft des Baumes gegen tierische und mi-
krobielle Schädlinge nutzen viele Chinesen, indem sie
Ginkgoblätter zwischen Buchseiten legen, um Papierschäd-

linge fernzuhalten. Der Mythos des absolut unempfindlichen Baumes beginnt allerdings zu schwinden, denn mittlerweile wurde eine ganze Reihe von Blattschädlingen, vor allem Pilze, entdeckt, denen lebende Ginkgoblätter als Nahrung dienen.

Sehr verbreitet ist der Ginkgo heute in den USA und in Japan. Dort wird er besonders in den Regionen häufig gepflanzt, in denen eine extrem hohe Luftverschmutzung herrscht. Sie macht dem Baum offenbar sehr wenig aus. In den Vereinigten Staaten ist er nach verschiedenen Ahornarten der am weitesten verbreitete Straßenbaum. Aus eher praktischen Gründen sind vor allem im Westen überwiegend männliche Ginkgobäume vertreten. Denn zum einen bilden die Früchte, die im Herbst abfallen, eine gefährlich glitschige Schicht auf dem Boden, zum anderen stört der stechende Geruch der Buttersäure, den ein Forscher sehr drastisch, aber zutreffend mit dem von ungewaschenen Füßen verglich, unsere empfindlichen Nasen.

Daher werden im Westen Ginkgos in der Hauptsache vegetativ vermehrt, also über Stecklinge, die von alten, männlichen Bäumen geschnitten werden, deren Geschlecht man sicher bestimmt hat. Diese Form der Kultur ist übrigens ein weiterer Beweis dafür, daß Ginkgos nicht zu den Nadelbäumen gehören, denn diese lassen sich vegetativ nicht vermehren.

Gehaltvolle Samen
Unter den Namen *pa-kewo* oder *bai-guo* kann man geröstete Ginkgosamen kaufen. Sie gelten in China und Japan als Delikatesse und sind äußerst nahrhaft. Neben 67 Prozent Stärke enthalten sie 15 Prozent Eiweiß, 3 Prozent Fett und lediglich 1 Prozent Faserstoffe.

Ganz anders sind die Verhältnisse in China und Japan. Weil man dort die Fruchtkerne als Snack sehr schätzt, werden besonders viele weibliche Bäume angebaut, zwischen denen immer wieder einige männliche Exemplare stehen, um eine ausreichende Bestäubung zu gewährleisten.

Eine sichere Bestimmung des Geschlechts ist im übrigen nur anhand der Blüten möglich. Also müssen auch erfahrene Botaniker mindestens 20 bis 30 Jahre lang warten, bis sie eine sichere Diagnose stellen können. Zwar sollen weibliche Ginkgos zwei Wochen nach den männlichen ihre Blätter austreiben und die Kronenform soll bei ihnen runder und breiter ausfallen, doch sind dies keine sicheren Bestimmungsmerkmale. Wenn man wirklich früher wissen will, welches Geschlecht ein Baum hat, hilft nur eine aufwendige Chromosomenbestimmung, die allerdings ebenfalls keine hundertprozentig sicheren Ergebnisse liefert.

Ginkgos in Park und Garten

Entsprechend seinen verschiedenen Verwendungsarten haben Gärtner im Lauf der Zeit weltweit etwa 50 verschiedene Sorten und Spielarten des *Ginkgo biloba* herangezüchtet.

Auch in Kultur werden Ginkgos sehr alt und erreichen riesige Ausmaße. In Europa gibt es noch Bäume, die sozusagen zur ersten Generation gehören, die hier gepflanzt wurden. Sie sind fast 250 Jahre alt, erreichen Höhen von 30 bis 40 Metern und Stammumfänge von vier Metern. Die zunächst meist pyramidenartigen, straff nach oben strebenden Kronen werden im Lauf der Zeit oft sehr ausladend. Der berühmte Ginkgo von Sendai in Japan soll um 1200 Jahre alt sein. Seine Krone bedeckt eine Fläche von 250 Quadratmetern. Das entspricht einem Kreis mit einem Durchmesser von etwa 18 Metern.

Berühmt ist dieser Baum übrigens nicht nur wegen seines Alters und seiner Größe, sondern auch wegen seiner mächtigen *ChiChi* an der Unterseite der großen Äste. Bei diesen *ChiChi* handelt es sich um Sproßauswüchse, die senkrecht zur Erde hinunter wachsen. Sie beginnen Wurzeln auszutreiben, sobald sie den Boden erreicht haben. Aus diesen »Nebenstämmen« können im Lauf der Zeit eigene Seitenäste wachsen, so daß der Eindruck entsteht, man stehe in einem Wäldchen, das aber in Wahrheit von einem einzigen Baum gebildet wird.

Mit *ChiChi* wird im Japanischen die Mutterbrust bezeichnet. Die Auswüchse der Ginkgos sehen Brüsten sehr ähnlich und werden daher von Japanerinnen als Symbol für rei-
che Nachkommenschaft und gutes Stillvermögen verstan-
den. Sie kratzen bis heute ein wenig von der Rinde der *Chi-
Chi* ab, lassen sie in heißem Wasser ziehen und trinken den
Absud. Werden sie schwanger und können sie ihr Kind selber stillen, dann hängen sie als Dank an die Geister des
Baumes eine aus Stoff genähte Nachbildung einer Brust in
die Äste des Baumes.

Erst im Alter von 180 bis 200 Jahren kann ein Ginkgo beginnen, *ChiChi* auszubilden. In Deutschland dürfte bislang nur
der 200jährige »Goethe-Ginkgo« im Botanischen Garten
von Jena eine *ChiChi* besitzen, die in Augenhöhe einem Ast
entspringt.

Tempelbaum
Die Bezeichnung Tempelbaum für den Ginkgo ist irre-
führend. Denn in den buddhistischen Tempelbezirken
wurden keineswegs gezielt Bäume gepflanzt. Vielmehr
dürften sich die Bäume dort deswegen erhalten haben,
weil die natürlich bestehende Vegetation von den Mön-
chen besonders gepflegt und vor menschlicher Nutzung geschützt wurde.

Anzucht und Kultur

Während der Ginkgo selber Insektengifte produziert, die ihn vor tierischen Schädlingen schützen, verfügen Stecklinge nur unzureichend über diesen Schutz und werden mitunter Opfer von Larven der Trauermücken. Sie fressen die zarten Wurzeln der Stecklinge gelegentlich ab und können erhebliche Ausfälle verursachen.

Trotzdem ist die Stecklingsvermehrung die am häufigsten angewandte und sicherste Methode, Ginkgos zu kultivieren. Man schneidet die Stecklinge in unseren Breiten am besten Ende Juni. Geeignet sind Langtriebe vom diesjährigen Holz. Sie werden etwa 3 bis 5 cm unterhalb der diesjährigen Austriebsknospe, also noch am Ende des vorjährigen Holzes, abgeschnitten.

Kürzen Sie den weichen Teil des Triebes etwas ein, um übermäßige Verdunstung zu vermeiden. Bereiten Sie entweder ein Stecklingsbeet oder mindestens 10 cm tiefe Kisten mit Stecklingssubstrat vor. Am besten eignet sich nach den Erfahrungen der Gärtner Perlit oder ein ähnliches Substrat. Stecken Sie die Hölzer mit 8 bis 10 cm Abstand in das Substrat.

Je nach Wuchskraft der Mutterpflanze und äußeren Bedingungen bildet sich innerhalb von drei bis vier Wochen an der Schnittfläche sogenanntes Kallusgewebe als Wundverschluß. Direkt oberhalb der Kallusschicht sprießen die ersten Wurzeln aus der Rinde. Halten Sie die Kultur mäßig feucht und unkrautfrei.

Sorgen Sie im ersten Winter für ausreichenden Schutz gegen zu starke Kälte: Vorsichtiges Abdecken mit Vlies oder ein Überbau mit Folie schützen vor zu starkem Frost. Achten Sie aber darauf, daß die Stecklinge meist noch recht schwach ausgebildete Wurzeln haben, die sehr leicht verletzt werden können, wenn Sie die Pflanzen unvorsichtig anfassen oder an ihnen ziehen, um zu prüfen, ob sich bereits Wurzeln gebildet haben.

Trotz aller Vorsichtsmaßnahmen kann es sein, daß ein großer Teil der Stecklinge den ersten Winter nicht überlebt. Schuld daran können neben der Kälte auch Schädlinge im Boden sein, die sich über die zarten Wurzeln hermachen. Es empfiehlt sich daher, etwa doppelt so viele Stecklinge zu setzen, wie Sie Bäume kultivieren möchten. Das hat den Vorteil, daß Sie später die kräftigsten Pflanzen für die Weiterkultur auswählen können.

Mit Ginkgostecklingen müssen Sie einige Geduld aufbringen, denn sie wachsen in den ersten Jahren ziemlich langsam. Baumschulen veredeln daher Ginkgos häufig, indem sie Reiser der gewünschten Sorten auf schnellwüchsige Sämlinge pfropfen. Diese Methode erfordert allerdings einiges gärtnerisches Können.

Aus Samen gezogene Ginkgos wachsen anfangs sehr rasch, dann verlangsamt sich ihr Wachstum deutlich, und es dauert mehrere Jahrzehnte, bis ein Baum eine ansehnliche Größe und Wuchsform erreicht hat. Aus diesem Grund haben sich Stecklinge oder Veredelungen als gärtnerisch und forstwirtschaftlich sinnvolle Methoden erwiesen.

Rechnen Sie bei der Aussaat von Ginkgo mit einem relativ hohen Anteil unfruchtbarer, nicht keimfähiger Samen. Denn durch den sehr komplizierten Bestäubungsvorgang kann man nicht sicher sein, daß jeder Same auch tatsächlich befruchtet worden ist.

Wollen Sie selbst geernteten Samen verwenden, dann reinigen Sie die Kerne vorher gründlich, und entfernen Sie alle Anhaftungen. Stecken Sie den Samen im Herbst etwa 3 bis 5 cm tief in ein feuchtes Gemisch aus drei Teilen Torf und einem Teil Sand, das sehr gut drainiert sein muß, denn stauende Nässe vertragen die Samen nicht.

Decken Sie das Saatbeet nicht ab, denn der Ginkgo keimt nur, wenn er Frost bekommen hat. Wählen Sie nach Möglichkeit eine Stelle aus, an die Mäuse oder andere Schädlinge nicht so leicht gelangen können, denn die nahrhaften Samen sind gerade im Winter eine willkommene Beute für hungrige Tiere.

Im Frühjahr brauchen Sie Geduld bis Mitte Mai, ehe die ersten Keimblätter erscheinen, die dann sehr rasch zu ei-

nem ansehnlichen Bäumchen heranwachsen, das nach
sechs Jahren durchaus zwei bis drei Meter hoch sein
kann.

Ein idealer Hausbaum

Um sich optimal entwickeln zu können, braucht der Baum
lediglich viel Licht und Sonne. Er verträgt sandig-humose
wie auch schwere, lehmige Lößböden, die sowohl leicht
basisch wie leicht sauer sein dürfen. Mit Wärme und gele-
gentlicher Trockenheit kommt der Ginkgo besser zurecht
als mit Kälte und zuviel Nässe. In jüngeren Jahren sind die
Bäume auch etwas empfindlich gegen Spätfröste. Daher
sollten sie an eine möglichst geschützte Stelle gepflanzt
werden.

Gegen Pilzkrankheiten und Schädlingsbefall ist der Ginkgo
dagegen von frühester Jugend an sehr unempfindlich, so
daß Sie auf weitere Schutzmaßnahmen verzichten können.

Tip
Wenn Sie entsprechende gärtnerische Erfahrung haben, können Sie den Anteil fruchtbarer Samen aus eigener Produktion deutlich steigern, indem Sie auf einen

männlichen Baum weibliche Äste pfropfen. Dadurch steigt die Wahrscheinlichkeit einer erfolgreichen Befruchtung ganz wesentlich. Auch in der gewerblichen Samenzucht wird dieses Verfahren häufig angewendet.

Da die Bäume im Lauf der Jahre recht ausladend werden können, sollten Sie ihnen ausreichend Platz geben, um sich voll entfalten und gut zur Wirkung kommen zu können. Dank der dynamisch-aufstrebenden Form, die der Ginkgo in den ersten zwei Jahrzehnten entwickelt, eignet er sich jedoch auch sehr gut als dominierender, imposanter Blickfang in einem Reihenhausgarten, bis er dafür zu groß geworden ist. Doch dies dauert sehr lange. Man rechnet, daß ein Ginkgo erst nach 50 Jahren eine wirklich stattliche Wuchsform erreicht hat.

Da wie schon erwähnt zumindest für unsere Nasen der stechende Geruch nach Buttersäure nicht sehr angenehm ist, werden bei uns kaum weibliche Bäume angeboten, deren Früchte diese »Duftnote« verströmen.

Teil 2:
Wirksame Arznei aus Ginkgoblättern

Heilmittel seit Jahrhunderten

Nachdem Chinesen den Ginkgobaum vermutlich im 11. Jahrhundert n. Chr. zu kultivieren begonnen hatten, wurde er bald zu einem unverzichtbaren Bestandteil der Heilkunde. Das ist auch kein Wunder. Denn obwohl man damals sicherlich noch nichts von der Jahrmillionen dauernden Entwicklungsgeschichte des Baumes wußte, sprach sich die sprichwörtliche Robustheit und Widerstandskraft des Ginkgo bald herum.

In den Blättern, die wie zwei auseinanderstrebende und doch untrennbar miteinander verbundene Fächer wirken, verkörpert sich das Grundprinzip der chinesischen Philosophie von Yin und Yang, von Männlich und Weiblich, von dem Gesetz, daß alles im Leben aus zwei entgegengesetzten Polen gesteuert und gebildet wird. Kein Wunder also, daß die Chinesen, wie später auch die Japaner, dem Ginkgo magische und heilsame Kräfte zusprechen und ihn wegen seiner ungewöhnlichen Eigenschaften regelrecht verehren.

In keinem der wichtigen Bücher der chinesischen Medizin fehlt daher seit dem 11. Jahrhundert eine ausführliche Abhandlung über den Ginkgo. Er ist in der klassischen Enzyklopädie der Heilkunde, dem »Pen-t'sao kang mu« des Li Shizen (1518–1593) ebenso enthalten wie in früheren und späteren Werken aller verschiedenen Schulen der chinesischen Medizin, die vor allem die Nüsse des Ginkgo als vielfältig wirksame Mittel betrachtet. Im heute gültigen amtlichen Arzneibuch der Volksrepublik China ist der Ginkgo allerdings nicht aufgeführt.

Man muß einiges von der chinesischen Sichtweise des Menschen, der Natur und der Krankheiten verstehen, um zu begreifen, warum die Nüsse und – mehr noch – das Fruchtfleisch des Ginkgo gegen so unterschiedliche Krankheiten wie Asthma und Husten, Reizblase, Eiterabsonderungen des Auges, Wurmkrankheiten und Krebs helfen, die Verdauung fördern, die Folgen des Alkoholmißbrauchs lindern und die Alkoholsucht bekämpfen sollen. In diesem Zusammenhang ist auch die dem Ginkgo zugeschriebene Wirkung als Mittel zur inneren Reinigung zu sehen.

Ginkgonüsse und -fruchtfleisch gelten in der traditionellen chinesischen Medizin als probates Mittel, um Energie-Disharmonien auf dem Blasenmeridian zu beseitigen. Das stärkt nicht nur die Nieren, sondern hilft bei Kindern auch gegen Bettnässen sowie häufigen, oft schmerzhaften Harndrang. Außerdem fördert ein wieder harmonisierter Energiefluß in diesem Meridian die Spermienproduktion, das sexuelle Verlangen und die Leistungskraft. Auf indirektem Weg kann sogar der Meridian positiv beeinflußt werden, der das Ohr durchzieht. Daher wird Ginkgo von chinesischen Ärzten auch gegen Schwerhörigkeit verordnet.

Mit einem flüssigen Extrakt aus den Früchten wurden früher Schwindsucht und Pocken behandelt. Noch heute gelten verschiedene Zubereitungen, in denen Ginkgo enthalten ist, als hervorragendes Mittel zur Behandlung von Nervosität und innerer Unruhe. Ganz aktuell sind Berichte chinesischer Ärzte über Heilerfolge bei der Tuberkulose, die mit Ginkgo erzielt wurden. Da diese längst ausgerottet geglaubte Seuche weltweit wieder auf dem Vormarsch ist und vor allem äußert resistente Erreger entwickelt hat, die auf herkömmliche Antibiotika nicht mehr ansprechen, gewinnen diese Berichte ein besonderes Gewicht. Denn auch erste Ergebnisse aus den Labors der pharmazeutischen Forschung scheinen zu beweisen, daß ein Extrakt aus Ginkgosamen Tuberkelbakterien am Wachstum hindern kann.

In Japan standen die erwähnten Wirkungen auf Fruchtbarkeit und Milchfluß im Vordergrund der volksmedizinischen Nutzung des Ginkgo. Weder in Japan noch in China spielten die Blätter eine wesentliche Rolle bei der Heilung von Krankheiten, wenn man von der Verwendung als heilungsförderndes Wundpflaster einmal absieht. Außerdem bereitete man aus den gekochten Blättern einen Brei, mit dem man Frostbeulen erfolgreich behandelte. Ginkgoblätter waren außerdem Bestandteil einiger Heiltees.

Waschmittel Ginkgo
In Japan und China wurden die unreifen Früchte des Ginkgo gesammelt, vom Fruchtfleisch befreit und zu Pulver zerstoßen. Das Pulver nutzten Hausfrauen als Waschmittel.

In Europa dagegen mußte der Ginkgo 200 Jahre warten, ehe er von der exotischen botanischen Rarität zu einer arzneilich interessanten Pflanze befördert wurde. Zwar hatte schon de Candolle zu Beginn des 19. Jahrhunderts versucht, die Chemiker zu einer intensiven Untersuchung der Inhaltsstoffe des Ginkgo zu bewegen, doch wurden nur wenige, bruchstückhafte Analysen des Öls aus den Früchten veröffentlicht.

De Candolle ging es zugegebenermaßen auch nicht in erster Linie um mögliche medizinische Verwendungsmöglichkeiten des Urweltbaumes. Ihn interessierten vielmehr die Verwandtschaftsbeziehungen des Ginkgo zu anderen heute lebenden Pflanzenarten. Er wollte vor allem seine Theorie beweisen, daß botanisch nahe verwandte oder direkt voneinander abstammende Pflanzenarten in ihren Früchten und anderen Teilen gleiche oder sehr ähnliche Substanzen, vor allem Öle und Säfte produzieren müßten, die er als »fixe Öle« bezeichnete. Je ähnlicher sich diese verschiedenen »analogen Säfte und Organe der Arten« seien, desto näher müßten sie miteinander verwandt sein, meinte de Candolle.

Während die Theorie des Botanikers bereits in der zweiten Hälfte des 19. Jahrhunderts durch vergleichende Untersuchungen vieler Pflanzenfamilien bestätigt wurde, dauerte es bis 1928, als japanische Forscher mit der Ginkgolsäure und dem Bilobol die ersten beiden Inhaltsstoffe des Ginkgo überhaupt analysieren konnten. Noch wenige Jahrzehnte zuvor hatte einer der erfahrensten Pharmakologen (Arzneimittelforscher) des ausgehenden 19. Jahrhunderts, Georg Christian Wittstein, in seinem 1882 erschienenen »Handbuch der Pharmakognosie« die Wirksamkeit von Ginkgofrüchten mit einem Fragezeichen versehen (Pharmakognosie bedeutet Wissen über die medizinische Wirkung von Substanzen, Pflanzenteilen und anderen Stoffen).

Auch die »Real-Enzyklopädie der Pharmazie«, in der im Jahr 1905 das damalige Wissen der Heilmittelkunde zusammengefaßt wurde, widmete dem Ginkgo nicht viel Aufmerksamkeit. Über die Anwendungsgebiete und Inhaltsstoffe des Exoten wußte sie lediglich zu berichten, daß man die Frucht als Magenmittel verwendet, aus seinen Kernen Öl pressen könne und in den Früchten eine starke Säure enthalten sei, die eine äußerst reizende Wirkung auf die Haut habe. Selbst kurz vor Veröffentlichung der ersten ernsthaften Untersuchung der Ginkgo-Inhaltsstoffe beschrieb der Chemiker Julius von Wiesner in dem mehrbändigen Werk »Die Rohstoffe des Pflanzenreiches« lediglich, daß die Früchte etwa 6 Prozent Zucker, 1 Prozent Glucose und 62 Prozent Stärke enthielten, eine nach heutigen Erkenntnissen unrichtige Analyse.

Dem japanischen Chemiker Furukawa gelang 1932 die Aufklärung der chemischen Struktur von Ginkgolsäure und Bilobol. Diese beiden phenolartigen Verbindungen aus den Früchten sind für die extrem hautreizenden Eigen-

schaften des Saftes verantwortlich. Außerdem fand der in
Tokio lehrende Wissenschaftler stark wirkende Insektengifte und weitere, sogenannte flavonoide Substanzen im Saft
der Ginkgofrüchte. Diese Ergebnisse weckten die Hoffnung, aus Ginkgo-Flavonoiden wirksame Arzneimittel, die
vor allem Blutgefäße aktivieren könnten, zu gewinnen.
Doch es dauerte bis in die 50er Jahre, ehe ein deutsches
Unternehmen sich ernsthaft und erfolgreich mit dem Ginkgo befaßte.

Für die Verarbeitung in Medikamenten werden heute nur
Ginkgoblätter verwendet. Da sich der Wirkstoffgehalt im
Lauf einer Vegetationsperiode ständig erhöht, werden die
Blätter erst kurz vor dem Abfallen im Herbst geerntet. So-
lange sie noch ihre reine grüne Farbe tragen, ist ihr Wirkstoffgehalt am höchsten. Die Blätter werden frisch verwendet oder getrocknet und in Ballen gepreßt, damit sie nicht
durch den Einfluß von Luftfeuchtigkeit zu fermentieren beginnen. Durch diesen ansonsten natürlich ablaufenden
Prozeß könnten die empfindlichen Inhaltsstoffe teilweise
zerstört werden.

Mittel gegen Falten

Auch die kosmetische Industrie nutzt Fruchtfleisch und
Samen des Ginkgo, nachdem sie sich in dermatologi-
schen Tests als wirksam erwiesen haben. Sie sind vor allem in Mitteln gegen Fältchen enthalten.

Der wertvolle Inhalt

In den 50er und 60er Jahren wurden die meisten Inhaltsstoffe des Ginkgo genauer beschrieben und dargestellt.
Doch waren die Pharmakologen auch danach vor Überra-
schungen nicht sicher. So fanden sie beispielsweise erst im
Jahr 1987 das Ginkgolid J in Blättern des Ginkgo. Es gehört
zu einer Gruppe von fünf Ginkgoliden, die zu den Terpen-
laktonen gezählt werden. Chemisch sind diese Stoffe sich
sehr ähnlich und weisen auch viele Ähnlichkeiten mit dem
Bilobalid auf. Dieser weitere wirksame Bestandteil gehört
ebenfalls zur Klasse der Terpenlaktone.

Die wirksamen Substanzen der Ginkgoblätter

Terpenoide	
Sequiteropen	Bilobalid
Diterpene	Ginkgolid A, B, C, J, M
Flavonoide	
Flavonolmonoglykoside	Kaempferol-, Quercetin- und
(enthalten einen	Isorhamnetin-3-O-glucosid
Zuckerbaustein)	Kaempferol-7-O-glucosid
	Quercetin-3-O-rhamnosid
	3´-O-Methylmyricetin-
	-3-O-glucosid

Flavondiglykoside (enthalten zwei Zuckerbausteine, verwandt dem Kastanienwirkstoff Rutin)	Kaempferol-, Quercetin- und Isorhamnetin-3-O-rutinosid 3´-O-Methylmyricetin- und Syringetin-3-O-rutinosid
Flavontriglykoside	Kaempferol- und Quercetin- 3-O-α-rhamnosyl-β-glucosid
Acylierte Flavonoldiglykoside	Kaempferol- und Quercetin- 3-O-α-rhamno-pyrasonid

Diese 21 Substanzen, die aus Ginkgoblättern gewonnen werden können, sind offiziell als therapeutische Pflanzenwirkstoffe zugelassen. Das Kaempferol ist übrigens nach Engelbert Kämpfer, dem Entdecker des Ginkgo, benannt.

In den Blättern, die heute fast ausschließlich zur Herstellung von Medikamenten verwendet werden, finden sich Bilobalid sowie Ginkgolid A, B, C in sehr geringen Mengen, das Ginkgolid J ist nur mit sehr empfindlichen Methoden nachweisbar. Das gilt auch für Ginkgolid M, das bislang nur in der Wurzelrinde des Ginkgo gefunden wurde. Für die medizinischen Wirkungen sind allerdings neben dem Bilobalid nur die Ginkgolide A, B und C bedeutsam.

Nobelpreis für Ginkgoforscher

Übrigens ist Ginkgo nach heutigem Wissen die einzige Art, in der die Ginkgolide zu finden sind. Daher ist auch die einzigartige Wirksamkeit des Ginkgo auf den Organismus zu erklären. Der amerikanische Forscher E. J. Corey erhielt für die Entdeckung der Synthese der Ginkgolide in den Pflanzenzellen den Nobelpreis für Chemie.

In deutlich größeren Mengen als die Terpenlaktone enthalten Ginkgoblätter sogenannte Flavonglykoside, die aus verschiedenen Zuckermolekülen gebildet werden. Auch in dieser an sich in der Natur weit verbreiteten Stoffklasse bildet der Ginkgo eine Reihe sehr charakteristischer und ansonsten nicht vorkommender Substanzen. Sie konnten teilweise erst vor wenigen Jahren mit Hilfe modernster Verfahren genau identifiziert und analysiert werden. In ihrer speziellen Zusammensetzung bezeichnet man sie als Ginkgoflavonglykoside. Einer der bekannteren Vertreter von ihnen ist das als Venenmittel häufig verwendete Rutin.

Auch in den neuesten wissenschaftlichen Arbeiten über die Inhaltsstoffe des Ginkgo steht noch immer am Schluß das Eingeständnis, daß es noch eine große Zahl weiterer medizinisch wirksamer Bestandteile in den Blättern gibt, die bislang weder gefunden noch chemisch analysiert werden konnten. Man kann aufgrund aller bisherigen Untersuchungen nur annehmen, daß auch diese Stoffe entweder eigene Wirkungen im Organismus hervorrufen oder aber die Wirksamkeit der bislang bekannten Stoffe verstärken.

Grund für diese Annahme ist, daß die einzelnen Stoffe allein nicht die hohe Wirksamkeit haben, wie sie bei der therapeutischen Anwendung von Ginkgoextrakten beobachtet wird. Man weiß aber, daß sich Wirkstoffe in abgestimmten Mischungen gegenseitig verstärken.

Kein Nutzen ohne Schaden

Daneben finden sich in den Ginkgoblättern natürlich auch zahlreiche Substanzen, wie man sie von anderen Pflanzen kennt, als gelbe, blaue und grüne Farbstoffe, organische Säuren wie die Essigsäure und einen Abkömmling der Benzoesäure, die als Konservierungsmittel weit verbreitet ist. Auch die Farbstoffe, im Ginkgo vor allem als Proanthocyanidine in Mengen von etwa acht bis zwölf Prozent (in Extrakten rund fünf Prozent) vorhanden, sind medizinisch wirksam, haben allerdings nur eine sehr geringe Heilkraft.

Für die hautreizende Wirkung, die in hohem Maß von den Früchten, in geringerer Stärke aber auch von den Blättern ausgeht, sind die sogenannten Ginkgolsäuren verantwortlich. Sie sind chemisch mit der Acetylsalicylsäure verwandt, dem weltbekannten Wirkstoff des Aspirins.

Weitere Inhaltsstoffe des Ginkgo mit teilweise unerwünschten Nebenwirkungen

Flavonoide	
Biflavone	Amentoflavon, Bilobetin, 5-Methoxybilobetin, Ginkgetin, Isoginkgetin, Sciadopitysin
Proanthocyadinine	Prodelphinidine, Procyanidine

Terpenoide	
Polyprenole	zahlreiche sehr ähnlich gebaute Substanzen
Steroide	Sitosterolglucosid

Weitere Kohlen-wasserstoffe	
Alkohol	Ginnol
Keton	Ginnan
Aldehyd	2-Hexenal
Phenole	Ginkgol, Bilobol
Organische Säuren	Ginkgosäure, Shikimisäure, 6-Hydroxykynurensäure, Chinasäure, Ascorbinsäure (Vitamin C)

Diese Übersicht soll vor allem die Vielfalt der im Ginkgo enthaltenen Substanzen verdeutlichen, die großenteils den medizinisch wichtigen Wirkstoffen relativ eng verwandt sind. Dabei sollte man allerdings nicht vergessen, daß auch diese Stoffe durchaus eine Wirkung im Stoffwechsel sowohl der Bäume als auch beim Menschen, der sie einnimmt, entfalten.

Diese Stoffe haben teilweise eine spürbare giftige Wirkung, die sich in dem natürlichen »Substanzen-Mix« der frischen Blätter gegenseitig zu einem für viele Organismen – darunter auch fast alle tierischen und mikrobiellen Schädlinge – absolut ungenießbaren Cocktail mischen. Sowohl Freßfeinde wie Blattläuse, Schlupfwespen oder Schmetterlingsraupen als auch Bakterien, Viren und die meisten schädlichen Pilze werden davon äußerst wirkungsvoll abgehalten. Kaum eine andere Pflanze hat sich derart wirksam gegen ihre natürlichen Feinde geschützt.

Wenn man dazu noch die ungeheure Vitalität und Regenerationsfähigkeit des Baumes bedenkt, dann kann man leicht nachvollziehen, daß die von Naturgottheiten geprägten Religionen des Fernen Ostens dem Ginkgo magische Kräfte zuschreiben und er von vielen Menschen als geradezu heilig verehrt wird. Und es liegt nahe, den Baum, der schon für sich selbst der beste Arzt ist, auch ohne naturwissenschaftlich exakte Analysen als Heilmittel für den Menschen zu verwenden.

Dies gilt natürlich mittlerweile auch für die naturwissenschaftlich orientierte, westliche Medizin, denn sie hat es ja geschafft, die heilenden Stoffe als hochreines Medikament zu gewinnen, die – für den Menschen, nicht aber den Baum – schädlichen Substanzen dagegen abzutrennen.

Auch aus diesen Gründen sollte man bei Selbstversuchen mit hausgemachten Extrakten, Weinen oder Essenzen aus Blättern und Früchten des Ginkgo immer mit einer gewissen Vorsicht vorgehen. In jedem Fall ist es ratsam, immer mit sehr kleinen Dosen die Verträglichkeit des Mittels zu testen, ehe man mit einer regelmäßigen Anwendung beginnt. Außerdem muß man es sofort absetzen, wenn während der Behandlungszeit Beschwerden auftreten, die möglicherweise auf das Ginkgomittel zurückgehen könnten. Unverträglichkeiten und Allergien können selbst nach jahrelanger problemloser Einnahme plötzlich auftreten. Präparate mit einem standardisierten Ginkgoextrakt dagegen sind weitgehend frei von reizenden, allergieauslösenden oder sonstwie schädlichen Stoffen.

Vorsicht bei den Samen!
Ginkgolsäure, Bilobol, Ginnol und Ginnon, die besonders starke reizende und giftige Wirkungen zeigen, kommen in den Außenschichten der Samen in sehr viel höheren Konzentrationen vor als in den Blättern. Verwenden Sie daher für eigene Ginkgomittel immer nur frische oder getrocknete Blätter!

Ginkgo in der Homöopathie

In der Homöopathie werden nur die Blätter des Ginkgo verwendet. Als Urtinktur und in verschiedenen Potenzen werden die Mittel eingesetzt, um Mandelentzündungen oder Kopfschmerzen zu behandeln. Allerdings gehört Ginkgo nicht zu den häufig verordneten Mitteln. Sie sollten damit auch keine Selbstversuche starten, wenn Sie nicht über gute Kenntnisse der Homöopathie verfügen. Denn auch wenn die Wirkstoffe in den verschiedenen Potenzen durch Verdünnung gewonnen werden, handelt es sich doch um wirksame Medikamente, die ganz spezifische Reaktionen auslösen können. Daher ist vor jeder Anwendung unbedingt eine sehr sorgfältige Diagnose und danach die Auswahl des richtigen Mittels, das sogenannte Repertorisieren, erforderlich.

Für die homöopathischen Medikamente wird zunächst eine Ginkgo-Urtinktur aus den Blättern hergestellt, die im Prinzip eine Essenz auf der Basis von Alkohol ist. Diese Urtinktur wir dann in genau festgelegten Schritten und nach vorgeschriebenen Methoden potenziert. Das heißt, man nimmt 1 Teil der Ursubstanz, gibt 10 (D-Potenzen), 100 (C-Potenzen) oder 50 000 Teile (Q- oder LM-Potenzen) Alkohol dazu und vermischt und schüttelt es. Dadurch entsteht die erste Potenz. Nimmt man davon wiederum einen Teil und vermischt ihn mit der entsprechenden Menge Alkohol, erhält man die zweite Potenz. So geht es weiter, bis die 1000. oder noch höhere Potenzen erreicht sind. Dabei wird, so die Lehre des deutschen Chemikers und Arztes Dr. Samuel Hahnemann (1755–1843), zwar die Substanz verdünnt, doch ihre Wirksamkeit verstärkt. Daher gelten in der Homöopathie die Urtinktur und niedrige Potenzen als schwächer wirksame, mildere Mittel als die Hochpotenzen.

Auf ähnliche Weise werden die Verreibungen (Pulver), Tabletten und Kügelchen (Globuli) hergestellt. Dabei werden die Wirkstoffe mit Milchzucker vermischt und verrieben, wodurch sich ebenfalls das Heilungspotential des Wirkstoffs auf das Mittel überträgt und sich darin potenziert.

Durch dieses Verfahren sind bereits in der Potenz D12, bei der also zwölfmal jeweils im Verhältnis 1 : 10 potenziert wurde, von der Urtinktur noch so viele Wirkstoffe enthalten, als würde man einen Tropfen der Urtinktur in den Bodensee schütten, umrühren und ein Fläschchen davon abfüllen. Kritiker bestreiten daher, daß die Potenzen überhaupt eine Wirkung im Körper entfalten. Allerdings können sie die nachgewiesenen Erfolge der Homöopathie weder entkräften noch erklären.

Die Qualität von Pflanzenmedikamenten

Obwohl ein aus einer Pflanze hergestelltes Mittel seine Wirksamkeit in der Regel aus mehreren verschiedenen Einzelsubstanzen bezieht, die in dem Pflanzenextrakt enthalten sind, gilt dieser Extrakt als *ein* Arzneistoff. Derartige Mittel bezeichnet man in der medizinischen Fachsprache als Phytopharmaka (von griech. *phytos* = Pflanze und *pharmakon* = Heilmittel). Im Gegensatz dazu werden die üblichen Arzneimittel immer nach einer bestimmten, wissenschaftlich abgesicherten Rezeptur aus einem oder mehreren einzelnen Wirkstoffen zusammengestellt.

Diese Einzelsubstanzen werden entweder synthetisiert, also künstlich durch gezielte chemische Reaktionsverfahren aus geeigneten Rohstoffen hergestellt, oder aus natürlichen Quellen gewonnen. Hierfür kommen zum Beispiel Pflanzen, Tiere, Bakterien, Pilze, Viren, Zellkulturen aus bestimmten Organen in Frage. So wurde etwa das für den Zuckerstoffwechsel wichtige Hormon der Bauchspeicheldrüse, das Insulin, aus isolierten, lebenden Inselzellen (daher der Name Insulin, von lat. *insula* = Insel) von Schweinen und anderen Tieren extrahiert, die in einer speziellen Nährlösung schwammen. Heute wird das für viele Diabetiker lebenswichtige Mittel von gentechnisch veränderten Bakterien erzeugt, denen man die für die Insulinproduktion notwendigen Gene künstlich eingepflanzt hat.

Da man die Wirksamkeit von Einzelsubstanzen sehr viel einfacher und zuverlässiger testen und nachweisen kann als die von Wirkstoffgemischen, hat die westliche Medizin lange Zeit fast ausschließlich auf die synthetischen Mittel gesetzt. Pflanzenwirkstoffe galten bestenfalls als milde wirksam, viele Ärzte waren der Ansicht, sie würden nur deswegen wirken, weil die Menschen so stark auf deren Heilkraft vertrauten, daß sie allein durch diesen Glauben geheilt worden wären. Doch als man merkte, daß man auch mit Hilfe der ausgeklügeltsten, kompliziertesten und teuersten Verfahren die Mehrzahl der aus den Phytopharmaka bekannten Wirkstoffe nicht synthetisieren kann, gewann die Suche nach natürlichen Wirkstoffen und nach geeigneten Verfahren, sie in guter Qualität und ausreichender Menge zu gewinnen, wieder mehr Gewicht.

So werden die modernsten und wirksamsten Mittel zur Behandlung vieler früher als absolut unheilbar geltender Krebstumoren aus der Rinde der amerikanischen Eibe gewonnen, bei denen meist die Silbe »tax« (von lat. *taxus* = Eibe) auf die Herkunft hinweist. Andere, ähnlich wirksame und hochmoderne Krebsmittel, auf die Ärzte weltweit große Hoffnungen setzen, werden zum Beispiel vom im Indischen Ozean lebenden Seehasen oder vom südamerikanischen Campotheka-Baum gewonnen.

Oft haben bei der Erprobung derartiger Medikamente durch Pharmakologen, Apotheker, Biologen und Mediziner die Erfahrungen von Medizinmännern und anderen Heilkundigen eine wichtige Rolle gespielt. So war es auch beim Ginkgo. Engelbert Kämpfer hatte in seinen Aufzeichnungen bereits über die volksheilkundliche Verwendung der Ginkgonüsse berichtet, später steuerten andere Forscher sowie chinesische Ärzte weitere Anwendungsgebiete und Behandlungsmethoden bei, in denen Ginkgo eine Rolle spielt.

Unterschiedliche Methoden

Daß sich die Wirksamkeit von Ginkgoextrakt für viele der beschriebenen Krankheiten und Beschwerden mit naturwissenschaftlichen Methoden nicht bestätigen ließ, braucht dabei nicht zu verwundern. Denn zum einen benutzten die Ärzte in Japan und China niemals einen biochemisch gewonnenen Extrakt, sondern entweder frische oder getrocknete Teile der Pflanze. Damit hatten sie einen vollkommen anderen Wirkstoffcocktail wie den im Extrakt enthaltenen. Zum anderen arbeiten die chinesischen Ärzte immer ganzheitlich, sie sehen also nicht nur das Symptom und seine Beschwerden und verordnen einfach nur ein Mittel, sondern geben daneben auch Anweisungen zur Ernährung und wenden noch andere Verfahren an wie Akupunktur, Ausleitungen oder T'ai-Chi-Übungen.

Solche Erfahrungen haben vermutlich zu der früher weit verbreiteten Geringschätzung der Phytopharmaka geführt.

Dazu kam, daß man mangels genauer Analysemethoden die Inhaltsstoffe weder bestimmen noch genau dosieren konnte. Daher waren die Behandlungserfolge auch sehr unterschiedlich. Denn der Wirkstoffgehalt in Pflanzen unterliegt oft sehr großen Schwankungen.

Dafür sind zum einen sogenannte Standortfaktoren wie Bodenqualität (Wasserdurchlässigkeit, Säurewert, Temperatur u. a.), Sonnenscheindauer, Luftbelastung, Nährstoff- und Wasserversorgung, aber auch Eigenschaften der Pflanzen selbst verantwortlich, wie Qualität des Saatgutes, Gesundheitszustand der Pflanze, Schädlingsbefall und vor allem die jeweilige Phase im Lebenszyklus. Viele Pflanzen bilden bestimmte Wirkstoffe bzw. spezielle Wirkstoffkombinationen nur zu ganz bestimmten Zeiten aus, beispielsweise während der Blüte oder bei der Samenreifung. Auch sind die Substanzen oft nur in einzelnen Pflanzenteilen enthalten.

Um all die genannten Faktoren, die zu einem scheinbaren Versagen der Phytopharmaka führen können, auszuschalten, gelten weltweit festgelegte Richtlinien für die Auswahl geeigneter Sorten sowie für Kultur, Erntebedingungen, Weiterverarbeitung und vor allem für die verwendbaren Pflanzenteile der offizinellen Pflanzen. »Offizinell« bedeutet geeignet und zugelassen für medizinische Zwecke, von lat. *offizin* = Arbeitsraum (des Apothekers). Dadurch wird innerhalb einer gewissen, durch die natürlichen Schwankungen (Witterung!) bedingten Breite sichergestellt, daß tatsächlich die für die Medikamentenproduktion vom Heiltee bis zur Infusionslösung gewünschten Wirkstoffe in ausreichender Menge enthalten sind.

Außerdem ist in den offiziellen Apotheken- oder Arzneimittelbüchern für jede offizinelle Pflanze genau festgelegt, wie hoch der Gehalt an Wirkstoffen oder Gesamtextrakten in den einzelnen Drogen (so nennt man die verwendungsfertigen Pflanzenteile) sein muß, damit sie für die Arzneimittelherstellung verwendet werden darf. In Deutschland ist das Deutsche Arzneibuch (DAB) in Verbindung mit dem Europäischen Arzneibuch gültig, in Österreich und der Schweiz sowie in fast allen Ländern der Welt gibt es ähnliche Verzeichnisse, die ebenfalls den Charakter von Vorschriften haben. In ihnen ist auch genau das Verfahren beschrieben, mit dem die Wirkstoffgehalte ermittelt werden müssen.

All diese Qualitätsbestimmungen können Sie natürlich kaum überprüfen, wenn Sie selbst Heilkräuter oder Pflanzenteile sammeln und für die Herstellung Ihrer Hausmittel verwenden. Das ist bei milde wirkenden Drogen, aus denen man einen Heiltee oder einen Absud für einen Umschlag zubereitet, sicherlich meist unproblematisch. Wenn es aber um hochwirksame Medikamente geht, die in kleinen Dosen sehr heilsam, in höheren aber gefährlich oder giftig sein können, kann diese Unsicherheit leicht fatale Folgen haben. So kann eine stark verdünnte Gabe von Fingerhut (Digitalis) ein schwaches Herz stützen und kräftigen, in höheren Dosierungen aber wirken die Extrakte aus Blüten und Blättern hochgiftig. Verwenden Sie daher im Zweifelsfall lieber Drogen aus der Apotheke, weil diese den Vorschriften der Arzneibücher entsprechen müssen. Im Fall des Ginkgo ist auch aus diesen Gründen die Verwendung von Mitteln zu empfehlen, die standardisierte Extrakte enthalten.

Zubereitungsformen der Phytopharmaka

Aus eigener Erfahrung weiß jeder, daß man aus Pflanzen – und damit auch aus Heilpflanzen – verschiedene Zubereitungen herstellen kann. Am einfachsten ist es, die ausgewählten Pflanzenteile zu ernten, von unerwünschten Anhängseln und Verschmutzungen zu befreien und sie dann roh zu verzehren, wie man es zum Beispiel mit Früchten, Sproßteilen oder Wurzeln tun kann. Eine weitere, für Phytopharmaka sehr häufig verwendete Methode ist es, die geernteten Teile für die Anwendung zu zerkleinern. Das geschieht durch Kleinschneiden, Häckseln oder Pürieren (im Mixer oder mit Mörser und Pistill).

Die mit Abstand wichtigste Methode, Drogen für die arzneiliche Verwendung aufzubereiten, ist das Trocknen. Dafür gibt es verschiedene Verfahren. Am einfachsten ist es, die Droge möglichst trockener Luft auszusetzen. Dazu

hängt man größere Pflanzenteile gebündelt auf, kleinere
Teile, zum Beispiel Blüten, Früchte und Blätter oder zerklei-
nertes Material, schüttet man auf Siebe, durch die man Luft
streichen läßt. Um die Trocknung zu beschleunigen, werden häufig Gebläse eingesetzt. Durch diese Beschleuni-
gung spart man nicht nur Zeit, sondern schützt die Droge
auch vor Verseuchungen mit Schimmelpilzen und anderen
gefährlichen Erregern, die sich leicht auf den feuchten
Pflanzenteilen ansiedeln und diese mit ihren Stoffwechsel-
produkten vergiften könnten. Auch bei der anschließenden
Lagerung muß man darauf achten, daß die Droge entweder
gut belüftet oder absolut trocken unter Luftabschluß aufbe-
wahrt wird.

Weitere Verfahren der Trocknung arbeiten mit Kälte, Hitze
und chemischen oder physikalischen Feuchtigkeitsabsor-
bern. Ein einfaches physikalisches Verfahren verwendet Si-
likate, wie man sie aus der Verpackung elektronischer Ge-
räte kennt. (In den dort beiliegenden kleinen Säckchen soll
die Luftfeuchtigkeit gebunden werden, um Korrosionsschä-
den an den Geräten zu verhindern.) Zu den chemischen
Trockenverfahren zählt zum Beispiel die Methode, das
Wasser aus den Zellen durch andere Substanzen, etwa
Aceton oder Alkohole, zu verdrängen.

Besonders schonend ist die Gefriertrocknung, bei der die
Droge sehr schnell auf sehr niedrige Temperaturen tiefge-
froren und das Wasser anschließend durch eine ganz leichte Erwärmung in einem Vakuum verdampft wird. Sehr radi-

kal kann man Drogen durch Hitze trocknen, im Extremfall sogar rösten. Diese Methode hat allerdings den Nachteil, daß empfindliche Substanzen verändert oder zerstört werden. Daher ist klar, daß die Wahl des optimalen Trocknungsverfahrens sehr genau überlegt werden muß.

Auch für das Pulverisieren, eine weitere wichtige Zubereitungsform, muß die Droge zunächst getrocknet werden. Diese Methode bietet den Vorteil, daß die dicken, für viele Stoffe undurchlässigen Zellwände der Pflanzenteile aufgebrochen werden und man den Inhalt praktisch vollständig gewinnen kann. Allerdings sind in den Pulvern natürlich auch alle anderen, möglicherweise unerwünschten Pflanzenteile enthalten.

Nächster Schritt ist die Gewinnung der Wirkstoffe. Dies läßt sich natürlich am leichtesten bewerkstelligen, indem man die Droge einfach ißt. Ist das, zum Beispiel bei sehr harten Materialien, nicht möglich, kann man auch – ähnlich wie beim Entsaften von Obst im Haushalt – Säfte durch Pressen, Schleudern oder Dampfdestillation gewinnen. Säfte werden in der Phytopharmakologie entweder frisch verwendet, durch das Mischen zum Beispiel mit Alkohol konserviert oder zu Pulver getrocknet, wobei in der Regel die Gefriertrocknung angewendet wird, um die Wirkstoffe als Extrakt zu erhalten.

Da der Trester, die nach dem Pressen zurückbleibende Restmenge, vergleichsweise groß ist, wird diese Methode nur dann eingesetzt, wenn andere Verfahren die Wirkstoffe schädigen würden. In der Regel aber wendet man verschiedene chemische Extraktionsverfahren an, um die wirksamen Substanzen möglichst vollständig aus dem Pflanzenmaterial zu lösen.

Das Problem bei diesen Verfahren ist, zunächst einmal die optimalen Lösungsmittel zu finden, mit denen man die Wirkstoffe der Droge entziehen kann. Das einfachste und billigste Lösungsmittel ist Wasser, doch lassen sich damit nur sogenannte hydrophile (von griech. *hydor* = Wasser, *philein* = lieben), das heißt wasserlösliche Stoffe erfassen. Fette und zahlreiche andere organische Substanzen aber sind zum Beispiel lipophil (von griech. *lipos* = Fett), lösen sich also nur in Wachsen, Fetten und Ölen. Andere Substanzen benötigen Alkohole, organische oder anorganische Säuren, raffinierte Öle oder andere organische Lösungsmittel wie Aceton oder »Tri«. Da Phytopharmaka häufig mehr als einen Wirkstoff enthalten, muß man mit verschiedenen Lösungsmitteln arbeiten, um alle gewünschten Substanzen zu erhalten. Dabei spielt es eine große Rolle, in welcher Reihenfolge die einzelnen Extraktionsschritte erfolgen, denn es kann durchaus passieren, daß ein bestimmtes Lösungsmittel eine unerwünschte Reaktion mit einem Wirkstoff eingeht.

Wichtig ist daher, daß die Lösungsmittel die Wirksubstanzen nicht verändern oder zerstören. Schon wenn nur ein einziges Atom seinen Platz im Molekül ändert oder gar durch ein anderes ersetzt wird, kann eine vollkommen wertlose oder sogar gefährliche Substanz entstehen, die sich für die Medikamentenherstellung überhaupt nicht eignet. Zudem muß der Extrakt vor schädlichen Umwelteinflüssen geschützt werden. So kann schon die Energie des Tageslichtes oder einer künstlichen Beleuchtung ausreichen, um einen Wirkstoff zu zerstören.

Besonders gefährlich sind dabei die energiereichen ultravioletten (UV) Strahlen. Gefährlich kann aber auch der Sauerstoff sein, weil dieses sehr reaktionsfreudige Atom zu Oxidationen führen kann. Auf dieser Wirkung beruht beispielsweise die desinfizierende und bleichende Wirkung von Wasserstoffsuperoxid, das daher als Lösungsmittel ungeeignet ist.

Für Tropfen, Säfte, Lösungen, Ampullen, Infusionen, Salben, Pasten und Gele kann man häufig die flüssigen Extrakte verwenden, meist aber müssen sie noch weiter aufbereitet bzw. gereinigt werden. Dies ist zum Beispiel beim Ginkgo unverzichtbar, weil sich im ungereinigten sogenannten Rohextrakt neben den heilsamen auch sehr schädliche Substanzen gelöst haben. Dafür stehen den Pharmakologen verschiedene Methoden zur Verfügung.

So kann man bestimmte Substanzen durch Ausfällung und anschließende Filtration entfernen. Das funktioniert im Prinzip so, als ob Milch sauer wird und gerinnt. Dabei werden vor allem die eiweiß- und fetthaltigen Bestandteile der

Milch ausgefällt. Die Milch trennt sich dann in eine feste Fraktion, den Käse, und eine flüssige Fraktion, die Molke. Auf ähnliche Weise kann man aus Flüssigkeiten häufig bestimmte Stoffe ausfällen, indem man sie entweder gerinnen oder auskristallisieren läßt und dann abfiltert.

Sehr effektiv arbeiten auch die Destillationsverfahren. Sie nutzen die Tatsache, daß jede Substanz bei ganz spezifischen Temperaturen fest, flüssig und gasförmig wird. Durch das Anlegen eines Vakuums ist es häufig möglich, daß man mit sehr geringen Temperaturen auskommt, um eine Substanz auf deren Siedepunkt zu erhitzen, bei dem sie verdampft und in den gasförmigen Zustand übergeht. Dieses Prinzip kann man beim Kochen von Wasser beobachten. Am Topfboden erzeugt die Herdplatte so hohe Temperaturen, daß das Wasser dort 100 °C heiß wird und verdampft. Dabei dehnt es sich stark aus und steigt als Wasserdampfblase nach oben. Würde man mit einer starken Pumpe aus dem verschlossenen Topf die Luft absaugen, so daß ein Vakuum entsteht, würde das Wasser bereits bei weitaus niedrigeren Temperaturen zu sieden, sprich verdampfen, beginnen.

Die im Vakuum nötigen niedrigen Temperaturen stellen sicher, daß auch empfindliche Moleküle die Destillation unbeschadet überstehen. Um aus der flüssigen Wirkstoffmischung eines Pflanzenextraktes die verschiedenen Einzelsubstanzen zu isolieren, bedient man sich einer ganzen Serie von Destillationen. Ist die Substanz mit dem niedrigsten

Siedepunkt vollkommen verdampft und in einem Sammel-
gefäß aufgefangen, stellt man die Temperatur des nächst-
höheren Siedepunktes ein und fängt diese Substanz auf.
Das geht so lange weiter, bis man alle gewünschten Stoffe
aufgefangen hat. Um optimale Reinheit zu erzielen, müssen die Stoffe unter Umständen mehrere Male destilliert
werden.

Ein weiteres wichtiges Verfahren ist die Dialyse oder Mikro-
filtration, wie man sie auch von der künstlichen Blutwäsche
von Patienten kennt, deren Nieren ausgefallen sind. Dabei
wird der flüssige Extrakt durch ein System dünner Schläuche gepumpt, deren Wände eine sogenannte semiperme-
able Membran darstellen. Das heißt, sie bestehen aus sehr
dünnen Kunststoffen, die von äußerst feinen Kanälchen
durchzogen sind. Diese sind so fein, daß sie nur relativ kleine Moleküle durchlassen, zum Beispiel gelöste Salze, die
größeren Moleküle, etwa Eiweiße, bleiben dagegen zurück.

Damit die gewünschten Substanzen auch wirklich möglichst komplett ausgefiltert werden, liegen die semiperme-
ablen Schläuche ihrerseits in Gefäßen, die von einer sogenannten Waschflüssigkeit durchspült werden. Diese
»saugt« die Substanzen regelrecht an und übernimmt sie,
sobald sie die Membran passiert haben. Je nachdem, welche Substanz man gewinnen will, kann man sie entweder
aus der Waschflüssigkeit oder dem Rest der Extraktlösung
isolieren.

Erst wenn nach all diesen Schritten die wirklich wirksamen von den unwirksamen, schädlichen oder giftigen Stoffen eines Extraktes getrennt sind, können die Pharmazeuten darangehen, die verschiedenen Medikamente daraus herzustellen. Gerade beim Ginkgo, in dessen Extrakt höchst wirksame, aber auch sehr schädliche und reizende Stoffe enthalten sind, müssen sehr viele äußerst komplizierte Schritte zur Reinigung und Isolierung in einer ganz bestimmten Reihenfolge hintereinander ausgeführt werden, um schließlich einen qualitativ hochwertigen, gleichzeitig nebenwirkungsarmen Extrakt zu erhalten. Dadurch erklären sich zumindest teilweise die relativ hohen Preise für Medikamente aus standardisiertem Ginkgoextrakt.

Standardisierte Extrakte

Die erfolgreiche »Karriere« des Ginkgo als Arzneipflanze der westlichen, naturwissenschaftlich orientierten Medizin begann erst nach dem Zweiten Weltkrieg. Vor allem in Deutschland begann man, gezielt nach den Wirkstoffen des Fächerbaums zu suchen, um sie genau analysieren und vor allem in guter Qualität gewinnen zu können.

Dabei wurde sehr schnell eines klar: Es ist der Pharmaindustrie auf absehbare Zeit absolut unmöglich, die Wirkstoffe synthetisch herzustellen. Sie sind derart kompliziert gebaut, daß nur die Isolation aus der Heilpflanze selbst in Frage kommt. Wobei darauf zu achten ist, die Wirkstoffe möglichst restlos zu gewinnen und sie von allen unerwünschten, unwirksamen oder gar schädlichen Begleitstoffen zu reinigen.

Diese Reinigung muß so gründlich sein, daß die unerwünschten Begleitstoffe möglichst restlos entfernt werden. Andererseits muß das Verfahren so sanft ablaufen, daß die höchst empfindlichen chemischen Strukturen nicht zerstört werden, denn dadurch würde unter Umständen die Wirksamkeit abnehmen oder gar verlorengehen. Daher waren umfangreiche theoretische und experimentelle Vorarbeiten nötig, ehe sich nach unendlich langen Testreihen die Reinsubstanz in den Reagenzgläsern sammelte.

Selbst dann waren die Arbeiten noch lange nicht beendet. Denn es dauerte noch weitere Jahre, bis die Labormethoden, mit denen man lediglich wenige Gramm Wirkstoffe gewinnen kann, in großtechnische Verfahren umgesetzt waren. Sie stellen heute sicher, daß auf schonendste Weise hochwirksame Ginkgoextrakte in ausreichend großen Mengen und ständig gleichbleibenden Qualitäten für den weltweiten Bedarf hergestellt werden können.

In den 60er Jahren konnte eine Gruppe deutscher Forscher schließlich eindeutig nachweisen, daß ein nach einem bestimmten Verfahren hergestellter Ginkgoextrakt tatsächlich durchblutungsfördernde Eigenschaften in verschiedenen

Körpergeweben besitzt. Erst seit daraufhin der Extrakt in einem langwierigen Verfahren als Medikament für den deutschen Markt zugelassen wurde, dürfen Ärzte Ginkgo zur Behandlung von Durchblutungsstörungen in Gehirn und Gliedmaßen einsetzen. Und erst seit dieser Zeit fließen die in die Forschung investierten Millionen wieder zurück. Der Anteil der ginkgohaltigen Medikamente hatte bereits 1992 ein Drittel des gesamten Markts an durchblutungsfördernden Mitteln und ein Volumen von 370 Millionen Mark erreicht.

Die Wirkstoffe im Ginkgo sind großenteils nicht in Wasser löslich. Daher macht es wenig Sinn, Ginkgo für Tees und Teemischungen zu verwenden. Sie sind zumindest in der westlichen Medizin deshalb kaum gebräuchlich. Lediglich aus der französischen Volksmedizin sind einige Ginkgoteeanwendungen für kranke, erschlaffte Venen oder Krampfadern bekannt.

Sehr gut lösen sich die Inhaltsstoffe der verschiedenen Pflanzenteile aber in Aceton und verschiedenen Alkoholen, vor allem in Ethanol und Methanol. Für den Hausgebrauch kann man daher mit gutem Erfolg Heilweine oder Essenzen auf der Basis von Branntweinen herstellen und anwenden. Rezepte hierzu finden Sie in diesem Buch im Kapitel »Hausgemachte Ginkgotinktur«.

Die arzneilich verwendete Form des Ginkgo ist der Extrakt (Auszug). Dabei wird in der Regel eine Mischung von Aceton und Wasser im Verhältnis 60 : 40 verwendet, um die Wirkstoffe aus dem zerkleinerten Pflanzenmaterial herauszulösen. Außerdem werden verschiedene Alkohole, Toluol, Methylethylketon und Dichlormethan zur Reinigung und Aufbereitung eingesetzt. In den späten 50er Jahren entwikkelte der Apotheker Dr. Willmar Schwabe nach jahrelangen Versuchen eine im Prinzip bis heute angewandte Methode, aus den Blättern des Ginkgo in annähernd 20 Verfahrensschritten die Wirkstoffe herauszulösen und in das Lösungsmittel zu überführen, ohne sie zu zerstören. Dieser Extrakt wird getrocknet und dann in Medikamenten verwendet.

Es dauerte dann noch mehrere Jahre, bis aus diesem Extrakt ein wirksames Medikament hergestellt werden konnte, das frei von Nebenwirkungen und trotzdem therapeutisch sinnvoll ist. Das von dem Entwickler dieses Verfahrens gegründete Pharmaunternehmen Dr. Wilhelm Schwabe Arzneimittel in Karlsruhe verbesserte die Extraktions- und Reinigungsverfahren laufend. Heute stellt es den Extrakt mit der Bezeichnung *Extractum Ginkgo bilobae 761* her, der mit der Kurzbezeichnung *EGb 761* in verschiedenen Ginkgopräparaten enthalten ist. In das Herstellungsverfahren der Firma flossen Erkenntnisse über einige wenige Nebenwirkungen ein, die in den Jahren zwischen 1982 und 1988 beobachtet worden waren.

Bei solchen pharmazeutisch verwendeten Extrakten liegt die besondere Schwierigkeit in der Reinigung bzw. Konzentration. Denn natürlich sollen nur die wirklich wirksamen

Bestandteile in dem Extrakt enthalten sein. Die unwirksamen oder gar schädlichen Substanzen dagegen, die in Ginkgo – wie auch in den meisten anderen Naturarzneien – vorhanden sind, sollen möglichst vollständig entfernt werden. Vor allem die stark reizende Ginkgolsäure, bestimmte Zuckerstoffe und langkettige Kohlenwasserstoffe werden in teilweise sehr komplizierten Reinigungsverfahren entfernt oder zumindest vermindert. Ebenfalls abgeschieden werden Fette und Wachse, weil sie die Haltbarkeit des Extrakts beeinträchtigen könnten.

Wie schwierig die Suche nach Stoffen, die unerwünschte Nebenwirkungen verursachen und daher entfernt werden müssen, sein kann, soll ein Beispiel verdeutlichen. Die im Ginkgo reichlich vorhandenen Flavonoide gelten als hochwirksame Substanzen mit vielfältigen gesundheitsfördernden Wirkungen. Ganz anders sieht es dagegen aus, wenn sich zwei Flavonmoleküle zu einem Biflavon vereinen. Binden sich die Flavonoide dagegen an einen Zuckerbaustein, ein Glykosid, sind sie therapeutisch hoch erwünschte Bestandteile des Extrakts.

Es bedarf oft detektivischen Scharfsinns und einer intensiven Kenntnis der pharmakologischen und biochemischen »Trickkisten«, um ein Molekül aus dem Rohextrakt zu entfernen, ein anderes aber darin zu belassen.

Bei Ginkgo ist diese Reinigung ganz offensichtlich gelungen. In der neuesten Monographie der für die Zulassung von Arzneimitteln zuständigen Kommission der Bundesregierung wird die Wirksamkeit des *EGb 761* bestätigt. In den Rubriken Folgen von Überdosierung, besondere Warnungen, Auswirkungen auf das Führen von Kraftfahrzeugen oder Maschinen, Verwendung während der Schwangerschaft und Stillzeit aber stehen keine Einschränkungen.

Als einzige mögliche Nebenwirkungen werden leichte Magen-Darm-Beschwerden, Kopfschmerzen und allergische Hautreaktionen genannt, die jedoch sehr selten auftreten. »Sehr selten« bedeutet in der üblichen medizinischen Sprachregelung, daß eine der genannten Nebenwirkungen höchstens bei einem oder zwei von zehntausend Anwendern beobachtet wird.

Zu den wichtigsten Eigenschaften der pharmazeutisch verwendeten Ginkgoextrakte gehört ihr standardisierter Gehalt an Wirkstoffen. Durch das spezielle Herstellungsverfahren ist sichergestellt, daß *EGb 761* zum Beispiel 24 Prozent Ginkgoflavonoside und 6 Prozent Terpenlaktone enthält und auch die anderen Inhaltsstoffe in genau definierten Mengen vorhanden sind. Dadurch ist gewährleistet, daß der Extrakt immer die gleiche Wirksamkeit entfaltet, unabhängig vom sehr unterschiedlichen Wirkstoffgehalt der Ginkgoblätter.

Für die Herstellung werden sowohl getrocknete wie auch frische Blätter verwendet, die aus China und Japan, aber auch aus den USA und für den deutschen Markt vor allem aus der Gegend um Bordeaux in Frankreich stammen, wo die Bäume für die Pharmafirmen in Plantagen unter streng überwachten Bedingungen kultiviert werden. Damit die Blätter leicht geerntet werden können, werden die Bäume ähnlich den Obstbäumen in Plantagen beschnitten, so daß sie strauchartig wachsen und nicht zu hoch werden.

Um ein Kilogramm standardisierten Trockenextrakt in pharmazeutischer Qualität zu erhalten, müssen – je nach Wirkstoffgehalt – zwischen 35 und 67 Kilogramm, im Durchschnitt etwa ein Zentner getrocknete Blätter verarbeitet werden. Beim Trocknen verliert das Laub bereits etwa drei Viertel seines Frischgewichts. Vor dem eigentlichen Extraktionsprozeß werden die Blätter zermahlen, um möglichst den gesamten Gehalt an Wirkstoffen mit den Lösungsmitteln erfassen zu können.

Durch ähnliche, im Detail aber unterschiedliche Verfahren konnte auch der Pharmahersteller Lichtwer Pharma in Berlin einen hochwertigen standardisierten Ginkgoextrakt entwickeln, der die Bezeichnung *LI 1370* trägt. Auch er gehört zu den weiter verbreiteten Ginkgoextrakten, die zum Teil auch als Rohstoff an andere Pharmafirmen für deren Medikamente verkauft werden. Denn diese sehr aufwendigen Herstellungsprozesse erfordern sowohl für ihre Entwicklung als auch im laufenden Betrieb sehr viel Knowhow und benötigen kostenintensive Anlagen, so daß sich die Extraktherstellung nur im großen Rahmen überhaupt lohnt.

Die Wirkstoffgehalte der Ginkgoextrakte *EGb 761* und *LI 1370* gelten übrigens bis heute auch als Qualitätsmaßstab der Empfehlungen der Arzneimittelkommission für Ginkgopräparate. Trotzdem entsprechen längst nicht alle auf dem Markt erhältlichen Produkte diesen Empfehlungen. Vor allem Billigpräparate enthalten oft minderwertige Extrakte. Fragen Sie daher vor dem Kauf bei Ihrem Apotheker oder Arzt nach, ob das Mittel den Empfehlungen entspricht.

Warum Extrakt?
Zwar lösen sich etliche Wirkstoffe der Ginkgoblätter auch in Alkohol, doch erklärte die Arzneimittel-Zulassungskommission bei der bislang letzten Prüfung, daß »eine therapeutische Anwendung nicht befürwortet werden« könne, weil einerseits die Wirksamkeit nicht belegt sei. Außerdem sei wegen des Gehalts an Ginkgolsäuren als »potenten Kontaktallergenen« das Risiko allergischer Reaktionen nicht auszuschließen.

Wenn Sie Ginkgo in Heilwein oder alkoholischen Essenzen anwenden wollen, sollten Sie daher sehr vorsichtig sein. Testen Sie zuerst, wie Ihre Haut reagiert, indem sie einen Tropfen zum Beispiel auf den Unterarm auftragen. Tritt eine deutliche Rötung auf, sollten Sie auf eine Einnahme verzichten. Auch wenn der Test negativ verläuft, sollten Sie zunächst nur eine sehr geringe Dosis einnehmen, bis Sie sicher sind, daß Sie auf das Ginkgopräparat nicht allergisch reagieren.

Auch wenn Medikamente der chinesischen Medizin oder selbst angesetzte Mittel einen sehr schwankenden, meist sehr niedrigen Wirkstoffgehalt besitzen, sind sie auch nach naturwissenschaftlichem Verständnis nicht sinnlos. Sie wirken aber in der Regel deutlich schwächer als die standardisierten Produkte aus den pharmazeutischen Labors. Doch haben sie jedenfalls in der Dauertherapie leichterer Krankheitsbilder oder in der Vorbeugung durchaus ihren Platz. Voraussetzung ist dabei selbstverständlich, daß sie bei den Anwendern keine allergischen Reaktionen oder sonstige unerwünschte Nebenwirkungen auslösen.

Das Wirkungsspektrum

In der chinesischen Medizin erstrecken sich die Wirkungen des Ginkgo auf verschiedene Lungenerkrankungen, Verdauungsprobleme, Tuberkulose (Schwindsucht), Pockeninfektionen sowie Krankheiten der Niere und des Ausscheidungsapparates. Die westliche Medizin hat diese Anwendungsgebiete bislang nur teilweise bestätigen können. Darüber hinaus gilt Ginkgo in China als Aphrodisiakum (sexuelles Stärkungsmittel) und Medikament gegen Schwerhörigkeit, als heilendes Pflaster bei Wunden und Erfrierungen sowie als Mittel gegen Antriebsschwäche, Niedergeschlagenheit und innere Unruhe.

Diese letzteren Einsatzgebiete kann man auch aus der westlichen Sicht wenigstens ansatzweise nachvollziehen. Denn sie lassen sich in irgendeiner Weise mit der Durchblutung in Zusammenhang bringen. Und genau auf einer Verbesserung der Blutversorgung der einzelnen Körperorgane basiert eine Hauptwirkung des Ginkgo bei verschiedenen Krankheitsbildern.

Hauptwirkungen des Ginkgo	Folgen und Krankheitsbilder
Zerebrale Durch-blutungsstörungen	Unterversorgung des Gehirns mit Sauerstoff und Nährstoffen mit Folgen wie: Verwirrung, Demenzen, Depression, Hirnleistungsstörungen, Konzentrationsschwäche, Schwindel, Ohrensausen, Kopfschmerzen, Gedächtnisstörungen
Periphere Durch-blutungsstörungen	Mangelhafte Durchblutung vor allem der Beine, seltener auch der Arme, mit Folgen wie: Schaufensterkrankheit (*Claudicatio intermittens*), Muskelschwäche, Krämpfe, teilweise heftigste Schmerzen,

Ödeme, offene Beine, Ge-
schwüre, schlechte Wund-
heilung, Krampfadern mit der
Gefahr von Lungenembolie,
Herzinfarkt und Schlaganfall

Sonstige Durch-blutungsstörungen	Leistungsschwäche schlecht durchbluteter Organe wie Mittel- und Innenohr mit Folgen wie: Schwerhörigkeit, Schwindel, Tinnitus (Ohrenklingeln), Infektionen zum Beispiel im Innenohr klingen schlecht ab oder wandeln sich in chronische Krankheiten um. Folgen allgemeiner Durchblutungsstörungen wie: Schwächegefühl, Organfehlfunktionen, Ödeme, Schmerzen, Herzschwäche, Angina pectoris, koronare Herzkrankheit

In der bereits erwähnten Monographie der Arzneimittelkommission steht dazu, daß experimentell unter anderem folgende Wirkungen nachgewiesen worden seien:

- Förderung der Durchblutung, vorzugsweise im Bereich der Mikrozirkulation
- Verbesserung der Fließeigenschaften des Blutes
- Antagonismus gegenüber PAF

Wirkungen auf Blut und Blutgefäße

Unter PAF versteht man den sogenannten Plättchen aktivierenden Faktor. Die Blutplättchen oder Thrombozyten sind für den Verschluß von Löchern in Blutgefäßen oder Wunden verantwortlich. Sie verkleben kleine Adern oder verklumpen zu Pfropfen, die alle betroffenen größeren Blutgefäße verschließen und damit verhindern, daß man verblutet. Der PAF wird von den Zellmembranen hergestellt, sobald vom Organismus eine Verletzung, eine zu starke Verengung eines Blutgefäßes oder ein anderer Reiz festgestellt wird.

Dabei reichen schon sehr geringe Reize, den PAF auszulösen. Neben der Bildung von Pfropfen durch das Verkleben von Blutplättchen aktiviert er auch die Muskulatur der betreffenden Gefäße, die sich daraufhin zusammenziehen, um die blutungsstillende Wirkung zu unterstützen. Als dritte Folge öffnen sich winzige Poren in den Gefäßwänden und lassen Flüssigkeit in das umliegende Gewebe austreten. Dadurch kommt es zu Schwellungen und »Wasser«-Ansammlungen im Gewebe.

Diese von Ärzten als Ödeme bezeichneten Gewebsveränderungen können zum Beispiel bei Beulen, Prellungen oder anderen Verletzungen sehr schmerzhaft sein, weil sie auf die Nerven des umliegenden Gewebes drücken. Doch das ist – so unangenehm man es auch empfindet – noch die harmloseste Folge. Viel dramatischer wird es, wenn ein inneres Organ, beispielsweise die Lunge, betroffen ist. Dort wird der Austausch von Sauerstoff und Kohlendioxid behindert, weil sich zum einen die Oberfläche der Lungenbläschen verkleinert, zum anderen die Durchblutung eingeschränkt ist.

Besonders schlimm aber wirkt sich ein Ödem im Gehirn aus. Weil die Schädelkapsel aus festem Knochengewebe besteht, kann sie sich nicht ausdehnen, wenn das Gehirngewebe in Folge eines Ödems anschwillt. Die Folgen sind lebensbedrohlich, weil das empfindliche Nervengewebe durch den Überdruck gequetscht und zerstört werden kann. Unter dem Einfluß von Ginkgolid B wie auch von Bilobalid wurde jedoch beobachtet, daß sich Ödeme im Gehirn schneller zurückbilden als normal. Dabei werden sowohl durch Unfälle mit Schädelverletzungen als auch durch Medikamente oder Vergiftungen ausgelöste Hirnödeme positiv beeinflußt.

Der PAF spielt auch eine entscheidende Rolle bei Herzinfarkten, Schlaganfällen oder Embolien und zahlreichen anderen Krankheiten, bei denen die Blutgerinnung ein auslösender Faktor ist. Hier spielen auch die sogenannten peripheren arteriellen Verschlußkrankheiten, kurz pAVK, eine wichtige Rolle. Zu den bekanntesten Vertretern gehört die *Claudicatio intermittens*, besser bekannt als »Schaufensterkrankheit«.

Zu ihrem volkstümlichen Namen kam diese Krankheit, weil die durch verstopfte Arterien nicht ausreichend durchbluteten Beine den Patienten derart schlimme Schmerzen verursachen, daß sie nur wenige Schritte gehen können. Um die schmerzbedingten Gehpausen zu vertuschen, bleiben die Betroffenen beim Einkaufen oft stehen und betrachten scheinbar interessiert die Auslage des nächsten Schaufensters.

Auch die Arteriosklerose, bei der sich durch eine Schädigung der Gefäßwände ständig Blutplättchen zusammen mit anderen Substanzen als »Kalk« in den Arterien ablagern, gehört in diese Gruppe. Durch diese Ablagerungen wird der Durchmesser der Gefäße laufend enger, es kann immer weniger Blut durchfließen, und im Extremfall droht ein totaler Verschluß. Die Flavonglykoside Ginkgolid A, B und C zielen auf den PAF, besonders wirksam ist hier Ginkgolid B.

Aus diesen Gründen hat Ginkgo auch bei den oben erwähnten Krankheiten seine Wirksamkeit zumindest im Experiment bewiesen. Allerdings ist er bis heute nur für bestimmte Krankheiten offiziell zugelassen.

Ein weiteres Feld könnte sich in diesem Zusammenhang auftun, wenn sich erste Berichte britischer Wissenschaftler bewahrheiten. Sie berichteten, daß sogenannte Autoimmunkrankheiten wie zum Beispiel Asthma und bestimmte allergische Entzündungen positiv auf die Behandlung mit Ginkgo, insbesondere dem Ginkgolid B, reagieren. Möglicherweise könnten sich hier neue Behandlungswege auch für die Krankheiten des rheumatischen Formenkreises auftun. Da sich bei allen diesen Krankheiten das Immunsystem gegen den eigenen Körper wendet und dabei die Thrombozyten eine entscheidende Rolle spielen, sind nach Ansicht von Pharmakologen Substanzen, die auf den PAV wirken, durchaus als mögliche Wirkstoffe denkbar.

In jedem Fall hemmen Ginkgolide auch die Aktivität der weißen Blutkörperchen, der Leukozyten. Diese spielen eine wichtige Rolle bei den Autoimmunkrankheiten, indem sie körpereigene Stoffe als fremd erkennen und angreifen. Ginkgolide können diese Überreaktion bremsen und normalisieren.

Damit würde sich übrigens ein Anwendungsgebiet des Ginkgo aus der chinesischen Heilkunde auch in der naturwissenschaftlich ausgerichteten Medizin wiederfinden. Denn asthmatische Erkrankungen werden ja in China seit Jahrhunderten erfolgreich mit Ginkgo behandelt.

Eine weitere Hauptwirkung des Trockenextraktes von Ginkgoblättern ist wissenschaftlich unbestritten: Die Verbesserung der Fließeigenschaften des Blutes, die ebenfalls der Wirkung der Ginkgolide zugeschrieben wird. Ärzte sprechen von Rheologie (von griech. *rheos* = Fluß), wenn sie die Fließeigenschaften meinen. Aufgrund verschiedenster Ursachen kann das Blutplasma, das neben Wasser und Mineralsalzen unter anderem sehr viel Eiweißstoffe enthält, unterschiedlich zähflüssig sein. Die Zähflüssigkeit einer Substanz wird als Viskosität bezeichnet und kann durch verschiedene Verfahren gemessen werden. Je höher die Viskosität steigt, desto zähflüssiger ist eine Lösung.

Blutplasma muß einerseits eine gewisse Viskosität aufweisen. Denn wäre es dünnflüssig wie Wasser, würde es unkontrolliert durch die Poren in den Wänden der großen und kleinen Blutgefäße ins Gewebe austreten. Die Folge wären Ödeme, Wasseransammlungen im Gewebe, und damit verbunden, Schwellungen. Außerdem hätten die Blutzellen keine ausreichende »Schmierung« mehr, um in den Blutgefäßen zu kreisen. Akute Mangelzustände in sämtlichen Organen und Geweben des Körpers wären das Ergebnis.

Zu hohe Blut- bzw. Plasmaviskosität dagegen erschwert dem Herzen die Pumparbeit und belastet es dadurch erheblich. Außerdem wird der Blutfluß um so stärker verlangsamt, je kleiner die Blutgefäße sind. Als Folge einer zu hohen Viskosität sinkt der Blutfluß vor allem in den für die Mikrozirkulation wichtigen Kapillaren in Extremfällen praktisch auf Null. In dem zähen Blut haben auch die Blutkörperchen nur sehr eingeschränkte Bewegungsmöglichkeiten und können ihre Aufgaben, zum Beispiel beim Sauerstofftransport und bei der Immunabwehr, nur sehr eingeschränkt erfüllen.

Ginkgoextrakte machen das Plasma und damit das Blut insgesamt dünnflüssiger. Dadurch fließt es leichter in den Adern und vor allem in den kleinen und kleinsten Blutgefäßen, den Kapillaren oder Haargefäßen. Dazu kommt, daß unter dem Einfluß von Ginkgowirkstoffen die roten Blutkörperchen besonders elastisch werden und sich leichter durch die engsten Kapillaren zwängen können, auch dies verbessert die Fließeigenschaften des Blutes. Diese Wirkung des Ginkgo ist entscheidend für eine erhöhte Versorgung der Zellen mit Sauerstoff.

Neben den Blutplättchen ist der im Plasma gelöste Eiweißstoff Fibrin der entscheidende Faktor für die Blutgerinnung. Die sehr langen, kettenförmigen Moleküle verwandeln sich im Fall einer Verletzung innerhalb kürzester Zeit in regelrechte Knäuel von Fasern, die einen stabilen Klumpen bilden. Ginkgo ist in der Lage, krankhaft erhöhte Fibrinwerte im Blut auf ein Normalmaß zu reduzieren. Auch auf diesem Weg wird die Zähigkeit des Blutes herabgesetzt.

Was vor allem Ginkgoextrakte hier so wertvoll macht, ist die Tatsache, daß sie die Viskosität des Blutes auf einen physiologisch optimalen, das heißt für die Gesundheit idealen Wert einstellen.

Von der Arzneimittelkommission wird daher die Förderung der Durchblutung, insbesondere im Bereich der Mikrozirkulation, also der haarfeinen Kapillaren, als Wirkung des Ginkgo hervorgehoben.

Die direkte Folge dieser Wirkung ist eine deutliche Verbesserung der Blutversorgung sämtlicher Körpergewebe, die sich hauptsächlich in empfindlichen Organen wie dem Gehirn sehr schnell und positiv bemerkbar macht. Vor allem, wenn große Adern aufgrund von Krankheit, Alterungsprozessen oder Verletzungen die Blutversorgung nicht mehr sicherstellen können, kann Ginkgo drohende Schädigungen des betroffenen Gewebes verhindern, weil genügend Blut über benachbarte Adern in die Kapillaren fließen kann.

Ginkgo bewirkt optimale Einstellung von
- Viskosität des Plasmas
- Viskosität des Vollblutes
- PAF – Plättchen-aktivierendem Faktor
- Beweglichkeit der Blutkörperchen
- Fibrinogenwerten

Die Wirkung von Ginkgo auf den Blutfluß – rheologische Wirkung

---

Erhöht werden   Flexibilität der roten Blutkörperchen
Flexibilität der weißen Blutkörperchen

Vermindert werden	Viskosität des Plasmas und des Blutes insgesamt Verkleben von roten Blutkörperchen Fibrinogenwerte im Blut
Hemmung des PAF	*Verhindert die Reaktionskette, die folgende Vorgänge auslöst:* Verkleben von Blutplättchen Bildung von Blutpfropfen (Thromben)
Mit diesen Erfolgen:	*Verhindert werden:* Thrombosen, Infarkte, Embolien, Ödeme, Gewebsschäden durch Sauerstoffmangel, Zelluntergang, Funktionsstörungen aller Gewebe und Organe *Gefördert werden:* Leistungsfähigkeit von Gehirn, Organen und des gesamten Organismus, Blutzirkulation, Sauerstoffversorgung, Abtransport der Stoffwechselschlacken *Nootrope Wirkung:* Schutz und Förderung der Funktion von Gehirn und Nervenzellen *Hypoxietoleranz:* Die Zellen und Gewebe des Körpers werden durch Sauerstoffmangel

nicht oder zumindest deutlich
weniger geschädigt als im Normalfall.

Wirkungen auf Körpergewebe

Die wohl wichtigste Wirkung auf die verschiedenen Körpergewebe und Organe zeigt Ginkgo in der sogenannten Hypoxietoleranz, der Empfindlichkeit gegenüber Sauerstoffmangel. Grundsätzlich benötigt jede Zelle im Körper Sauerstoff, um durch die Verbrennung von Zucker Energie erzeugen und ihre Funktionen aufrechterhalten zu können.

Der Bedarf an Sauerstoff schwankt dabei sehr stark. Am höchsten ist er bei den Nervenzellen des Gehirns. Gleichzeitig reagieren diese auch am empfindlichsten auf Sauerstoffmangel. Schon nach 20 bis 30 Sekunden sterben die ersten Gehirnzellen, wenn die Blutzufuhr und damit die Sauerstoffversorgung unterbrochen ist. Nach wenigen Minuten ist das Gehirn unrettbar geschädigt und stirbt ab, auch wenn die Durchblutung wieder in Gang kommt. Die Toleranz gegenüber Sauerstoffmangel ist beim Gehirn also sehr gering.

Unter der Wirkung von Ginkgoextrakten und insbesondere von Bilobalid blieben die Zellen dagegen trotz Sauerstoffmangels lange Zeit lebensfähig, auch wenn sie vor-

übergehend nur sehr geringe Anzeichen von Stoffwechsel-
aktivität zeigten. Die Zellen konnten ihren Energiebedarf
während der Dauer des Sauerstoffmangels über bestimmte
biochemische Prozesse decken, die keinen Sauerstoff benötigen.

Auch die extrem energiehungrigen Gehirnzellen werden
durch Ginkgoextrakt deutlich unempfindlicher gegenüber
Sauerstoffmangel, also hypoxietoleranter. In verschiedenen
Tierversuchen konnte eine Steigerung der Toleranzzeit um
durchschnittlich rund 20 Prozent nachgewiesen werden.
Dabei wurden Experimente sowohl mit verminderter bzw.
unterbrochener Blutzufuhr zum Gehirn gemacht als auch
solche, bei denen der Sauerstoffgehalt der Atemluft drastisch reduziert war, wie dies beispielsweise der Fall ist,
wenn man in eine durch Brandqualm oder Autoabgase ver-
giftete Atmosphäre gerät.

Dabei ist besonders wichtig, daß Ginkgoextrakt auch dann
noch schützend wirkt, wenn das Gehirn bereits schlecht
durchblutet oder mit zu geringen Sauerstoffmengen versorgt ist. Es muß also nicht vorbeugend genommen werden,
sondern kann sogar in der akuten Krankheitsphase noch
eine spürbare Wirkung entfalten. Daher sprechen Ärzte
dem Ginkgoextrakt auch eine nootrope Wirkung zu, weil
Nervenzellen und Hirngewebe geschützt und in ihrer Funktion gestärkt werden (von griech. *noos* = Verstand, Denken, Gehirn und *tropein* = ernähren, fördern).

Nootropikum
Ginkgo gilt aufgrund seiner Wirksamkeit auf die Leistungsfähigkeit des Gehirns als anerkanntes Nootropikum. Das bedeutet, daß es Funktionen des Verstandes
und Denkens schützt und fördert.

Schutz vor Radikalen

Einen besonders wichtigen Einfluß üben Ginkgoflavonoide
auch auf die gefährlichen freien Radikale aus, die den Stoffwechsel regelrecht vergiften können. Vor allem die freien
Sauerstoffradikale führen im Organismus zu den verschie-
densten unerwünschten chemischen Reaktionen. Denn
die Radikale sind extrem reaktionsfreudig und bilden dabei
sehr stabile Produkte. So blockieren Sauerstoffradikale die
normale Verarbeitung von Fetten in den Zellen.

Sauerstoffradikale werden für viele Krankheitserscheinun-
gen und vorzeitige Alterungsprozesse in praktisch allen Kör-
perorganen verantwortlich gemacht. Durch Gaben von
Ginkgoextrakten konnten die giftigen Radikale nachweislich blockiert und unschädlich gemacht werden. Dies ist
deshalb wichtig, weil man das Entstehen der aggressiven
und gefährlichen Radikale-Moleküle nicht verhindern
kann. Um so wichtiger ist es, sich vor den Gefahren, die sie
bergen, zu schützen.

Im Zusammenhang mit dem Ginkgo ist besonders die sogenannte Lipidperoxidation von Bedeutung, also die Reaktion von Sauerstoffmolekülen mit Blutfetten. Diese Peroxide
lagern sich bevorzugt an den Wänden der Blutgefäße ab
und lösen dadurch zahlreiche Gefäßkrankheiten mit aus,
unter ihnen die gefürchtete Arteriosklerose. Ebenfalls auf
Oxidationsschäden beruht eine Störung der Hormonfunk-
tionen, so zum Beispiel die Hemmung der Produktion der
Hormone, die für die Erweiterung von Blutgefäßen verantwortlich sind.

Außerdem gelten die freien Radikale als Mitverursacher
ungewollter Zusammenballungen von Thrombozyten
(Blutplättchen) und damit der Bildung von Blutgerinnseln
(Thromben).

Diese Schäden durch freie Radikale kann Ginkgo verhindern:

Lipidperoxidation	*Fettablagerungen in den Gefäß-* *wänden mit den Folgen:* Arteriosklerose, Entzündungen der Blutgefäße, chronische Störungen des Fettstoffwechsels
Störung der Hormonfunktionen	*Verengung der Blutgefäße mit den* *Folgen:* Unterversorgung der Körper-

gewebe mit Sauerstoff und Nährstoffen, verzögerter Abtransport
von Schlacken
Förderung der Verklebung von
Thombozyten mit den Folgen:
Ablagerung von Blutpfropfen in
den Arterien und Venen, Gefahr
der Verstopfung von Blutgefäßen
als Ursache von Herzinfarkt,
Schlaganfall und Lungenembolie

Hemmung von Reparatur- vorgängen	Ginkgo trägt wesentlich zur Beschleunigung der Reparatur- vorgänge in allen Körpergeweben nach einer Mangeldurchblutung oder Unterbrechung der Blutversorgung bei.

Da Ginkgo auch durch das Einfangen und Blockieren der freien Radikale schweren Schäden und lebensbedrohlichen Krankheiten erwiesenermaßen vorbeugen kann, ist es sinnvoll und empfehlenswert, Ginkgopräparate auch dann einzunehmen, wenn man (noch) nicht tatsächlich erkrankt ist. Das gilt ganz besonders für ältere Menschen, die vor allem von den Krankheiten bedroht sind, vor denen Ginkgo so wirkungsvoll schützen kann: zentrale und periphere Durchblutungsstörungen, Hirnleistungsstörungen, Arteriosklerose, Schlaganfall, Herzinfarkt usw.

Die Anwendungsgebiete im einzelnen

Jungbrunnen für das Gehirn

Französische Forscher untersuchten die Hirnströme hochbetagter Patienten, die zwischen 83 und 87 Jahre alt waren. In den EEG-Kurven fanden sie sehr große Unregelmäßigkeiten und charakteristische Kurven für eine stark verminderte Hirnleistung. Nach dieser Untersuchung erhielten die Testpersonen Ginkgopräparate. Bereits nach drei Wochen zeigten sich deutliche Verbesserungen, und nach sechs Wochen entsprachen die EEGs denen von gesunden, leistungsfähigen Menschen. Ähnliche Ergebnisse verzeichnete auch ein Forscherteam, das Patienten untersuchte, bei denen psychische Krankheiten aufgrund von Gewebeschäden aufgetreten waren, die ihre Ursache in einer mangelhaften Versorgung hatten.

Der natürliche Alterungsprozeß des Gehirns wird unter anderem auch durch den Verlust sogenannter Transmitter-Rezeptoren hervorgerufen. Die Leistungen des Geistes wie Gedächtnis, Konzentration, Denken, Sprachvermögen und Intelligenz sind ebenso wie die scheinbar einfachen Leistungen des zentralen Nervensystems, etwa die Steuerung und Koordinierung von Bewegungen, nur durch das Zusammenspiel sehr vieler Nerven aus unterschiedlichen Zentren möglich, die auf verschiedene Aufgaben spezialisiert sind.

Blackouts

Nicht nur bei älteren Menschen treten – bedingt durch leichte Störungen der Blutviskosität, hormonelle Schwankungen und andere Ursachen, die nicht unbedingt schon Krankheitscharakter haben müssen – sogenannte transitorische ischämische Attacken auf (transitorisch von lat. *transire* = vorübergehen). Durch eine oft nur wenige Augenblicke oder einige Minuten dauernde Blockade eines Blutgefäßes im Gehirn kommt es zu Anfällen von Schwindel, Gedächtnisverlust, Ausfall des Sprachzentrums, schlaffen oder spastischen Lähmungen und zahlreichen anderen, vorübergehenden Fehlfunktionen des Gehirns.

Gegen solche »Blackouts« hilft Ginkgo aufgrund seiner durchblutungsfördernden Wirkung sehr effektiv. Außerdem verhindert die Schutzfunktion des Ginkgo gegenüber Sauerstoffmangel, daß durch solche Attacken Gehirngewebe für immer zerstört wird (siehe auch »Schlaganfall«, Seite 123).

Wenn wir ein Wort sprechen, müssen zum Beispiel unter anderem Gedächtnis, Sprachzentrum und Bewegungsapparat blitzschnell und synchron zusammenarbeiten. Aus dem Gedächtnis muß das passende Wort hervorgeholt und im Sprachzentrum auf seine richtige Verwendung kontrolliert werden. Ist es als richtig erkannt, muß ein gewaltiger Apparat verschiedener Muskeln in Hals, Gaumen, Zunge und Lippen so koordiniert werden, daß man die Worte bilden kann. Dazu muß der Atem entsprechend gelenkt und über die Stimmbänder geführt werden, damit die Sprache auch eine Stimme bekommt.

Schon diese sehr vereinfachte Darstellung macht deutlich, welche enormen Leistungen das Gehirn jederzeit vollbringen muß. Um alle Aufgaben in der geforderten Zeit von einigen tausendstel Sekunden leisten zu können, müssen die für die einzelnen Teilschritte nötigen Nervenzellen miteinander in Verbindung treten und blitzschnell ihre Befehle und Informationen weitergeben bzw. aufnehmen können.

Für die Weitergabe dieser Informationen, die als elektrische Impulse erzeugt, weitergeleitet und – wenn längere Wegstrecken zu überwinden sind – auch verstärkt werden müssen, sind die sogenannten Neurotransmitter verantwortlich. Das sind sehr bewegliche biochemische Substanzen, die an den Synapsen sitzen, den Übergabestellen zwischen zwei Nervenzellen. Dort liegen die Zellwände sehr dicht beieinander, so daß die Transmittermoleküle den Impuls ihrer Nervenzelle an die Zellwand der nächsten weitergeben können. Auch dieser im Detail sehr komplizierte Vorgang läuft mit unglaublichem Tempo ab.

Dabei ist die Geschwindigkeit allerdings davon abhängig, daß eine bestimmte Menge von Transmittermolekülen angeregt wird, ihre Ladung weiterzugeben, und in der Synapse der Impuls-Empfängerzelle genügend sogenannte Rezeptoren sitzen, die den Impuls auffangen und in ein Signal umwandeln können, das die Zelle zur Reaktion anregt.

Das Nachlassen so gut wie aller Fähigkeiten des Gehirns, aber auch bestimmte seelische Erkrankungen wie Depressionen sind begleitet von einem deutlichen Rückgang der Fähigkeit, an den Synapsen Impulse weiterzugeben oder zu empfangen. Genau an dieser Stelle setzen offenbar die Ginkgolide an. Zumindest im Tierversuch konnten Forscher verschiedener Arbeitsgruppen unabhängig voneinander nachweisen, daß bereits nach einer vierwöchigen Ginkgo-Therapie die Zahl der alterungsbedingt stark verminderten Transmitter-Rezeptoren in bestimmten Hirnregionen wieder deutlich zunahm. In der Folge kehrten auch bestimmte verlorengegangene Fähigkeiten der Tiere zurück.

Außerdem, so ergaben aufwendige Untersuchungen an Nervengewebe, setzen die Ginkgowirkstoffe auf noch unbekannten Wegen sehr effektive Reparaturmechanismen in Gang. Sie können bestimmte Schäden an Nervenzellen reparieren und auch auf diese Weise verlorengegangene Fähigkeiten zurückbringen.

Aufgrund all dieser Eigenschaften wurde der Ginkgoextrakt *EGb 761* von der Arzneimittelkommission für folgende Anwendungsgebiete empfohlen und im gültigen Arzneimittelgesetz für die Bundesrepublik Deutschland zugelassen:

● Zur symptomatischen Behandlung von hirnorganisch
  bedingten Leistungsstörungen bei degenerativen und vaskulären Demenzkrankheiten mit folgenden Leitsympto-
  men: Gedächtnisstörungen, Konzentrationsstörungen,
  depressive Verstimmung, Schwindel, Ohrensausen und
  Kopfschmerzen. Als *degenerative Demenz* bezeichnet
  man verschiedene Krankheiten, die mit Verwirrung beginnen und schlimmstenfalls mit Schwachsinn enden.
  Die Alzheimersche Krankheit und andere Formen der
  Altersverwirrtheit gehören beispielsweise zu diesem For-
  menkreis.
  Die *vaskulären Demenzen* sind dagegen nicht von einem
  mehr oder weniger natürlichen Alterungsprozeß ausgelöst, sondern haben organische Ursachen. Mangelnde
  Durchblutung des Gehirns und dadurch eine Unterver-
  sorgung mit Sauerstoff und Nährstoffen blockieren in
  diesem Fall die Leistungsfähigkeit der Hirnzellen. Da für
  die Versorgung die Blutgefäße (lat. *vascularis* = die Blutgefäße betreffend) verantwortlich sind, heißen diese
  Krankheiten vaskuläre Demenzen.
● Verbesserung der schmerzfreien Gehstrecke bei periphe-
  rer, arterieller Verschlußkrankheit und
● Schwindel und Tinnitus (Ohrgeräusche), die auf mangelnde Durchblutung oder Alterungsprozesse zurückzuführen sind.

Hilfe gegen das Vergessen
Die Hirnleistungsstörungen, die Demenzkrankheiten, beginnen meist schleichend. Man weiß den Namen seines

Gegenübers nicht mehr, muß genau überlegen, welcher Wochentag heute ist, findet den Schlüsselbund, die Handtasche oder ein Buch nicht mehr, in dem man kurz zuvor noch gelesen hat, oder vergißt, daß man das Mittagessen auf den Herd gestellt hat. So etwas ist jedem schon einmal passiert und muß keineswegs unbedingt der Beginn einer krankhaften Verwirrtheit sein.

Doch wenn weitere Symptome hinzukommen, verdichtet sich nach und nach der Verdacht. Wenn man zum Beispiel Probleme hat, nach einem Besuch bei Bekannten den Heimweg zu finden, wenn man sich in der Nachbarschaft plötzlich unbehaglich fühlt, weil es dort unbekannte Häuser und Straßen gibt, oder man Probleme hat, sich eine Tasse Kaffee zu kochen, weil man in der eigenen Wohnung den Filter erst nach einer längeren Suchaktion entdecken kann, dann ist die Diagnose Demenz schon ein gutes Stück wahrscheinlicher.

Ganz typisch ist der Verlust des Kurzzeitgedächtnisses. Nach und nach vergessen die Patienten nicht nur viele Erlebnisse und Kenntnisse, die sie sich im Lauf ihres Lebens angeeignet haben. Sie erkennen Bekannte und Verwandte, sogar den Ehepartner und die eigenen Kinder nicht mehr. Statt dessen leben sie offenbar in der Welt ihrer Kindertage. Einige Therapeuten führen dieses Phänomen darauf zurück, daß die wichtigsten Prägungen in den ersten sieben Lebensjahren geschehen. Nur die in dieser Zeit gemachten Erfahrungen und Erlebnisse werden wirklich dauerhaft gespeichert und prägen unbewußt das Verhalten und Denken auch des erwachsenen oder gealterten Menschen. Alle später gemachten Erfahrungen dagegen verändern die Grundmuster des Verhaltens nicht mehr wesentlich.

Weil die Zeit der Kindheit zur Gegenwart der Patienten wird, führen sie oft imaginäre Gespräche mit ihren Eltern und Großeltern oder »erleben« Ereignisse aus längst vergangenen Tagen nochmals.

Für die Menschen der Umgebung, die Angehörigen und Freunde, werden die Veränderungen nach und nach ebenfalls augenfällig. »Jetzt wird sie alt«, kommentiert man zunächst, wenn die Mutter »zickig« oder »merkwürdig« reagiert. Um die Vergeßlichkeit zu verbergen oder Fehler zu vermeiden, die sie möglicherweise machen könnte, spricht sie immer weniger, geht kaum noch aus dem Haus, interessiert sich nicht mehr für ihre Umgebung und das Leben um sie herum. Sie wird zunehmend mißtrauisch, hat Angst, jeder wolle sie bestehlen, ihr wehtun oder sie gar töten. Und wenn sie doch einmal etwas sagt, dann ist es oft so komisch, daß alle anderen nur lachen können.

Zu solchen Erscheinungen kommen typische Symptome einer Depression: Die Betroffenen zeigen kaum noch Gefühlsregungen und umgeben sich mit einer unsichtbaren Wand, hinter der sie bald selber nicht mehr hervorkommen können und die auch niemand von außen durchdringen kann.

Bedingt durch die Krankheit, aber auch, weil sie in ihrer Isolation die Übung verlieren, verlernen die Patienten oft das Sprechen vollständig, schaffen es nicht mehr, sich Mahlzeiten zuzubereiten, zu essen, sich zu waschen oder anzukleiden. Und irgendwann verlieren sie dann jede Orientierung, wissen nicht, in welchem Jahr, an welchem Tag sie gerade leben, werden nachts aktiv und verdösen den Tag.

Aus diesem Dämmerzustand erlöst sie – oft erst nach langen, für Patienten und Angehörige gleichermaßen quälenden Jahren – der Tod. Dann nämlich, wenn die Hirnleistung nicht einmal mehr ausreicht, die Atmung oder den Herzschlag aufrechtzuerhalten.

Gegen solche degenerativen Demenzkrankheiten ist bis heute kein Kraut gewachsen, das wirklich und endgültig heilen kann. Trotzdem ist diese grausame Krankheit kein Schicksal, dem man unabänderlich ausgeliefert ist. Gerade in den vergangenen Jahren haben Medizin, Psychologie und Pflegewissenschaft sehr viel über die Möglichkeiten gelernt, das Fortschreiten der Krankheit zumindest zeitweise aufzuhalten, ja sogar, verlorengegangene Fähigkeiten wiederzuerlangen.

Wichtig dafür sind gründliche fachärztliche Untersuchungen: Ein Internist muß klären, ob eine Gefäßkrankheit oder ein anderes Leiden vorliegt, das die Funktion des Gehirns beeinträchtigt. Dazu sind unter Umständen auch Röntgenuntersuchungen, Computertomogramme (CT) oder Aufnahmen mit dem Kernspintomographen nötig. Neurologen müssen klären, ob möglicherweise bestimmte Nervenkrankheiten für die Symptome verantwortlich sind. Eine wirklich sichere Diagnose muß schließlich ein Psychiater stellen, der genau zwischen den verschiedenen Formen von Demenz unterscheiden und sie von anderen Krankheiten wie Depressionen oder Psychosen abgrenzen kann.

Grundsätzlich kann man fast jede Demenz erfolgreich behandeln, auch wenn sie bereits sehr weit fortgeschritten ist. Aber je früher man sie erkennt und therapiert, desto besser sind die Erfolgsaussichten. Eine gezielte Rehabilitation kann zu Erfolgen führen, die selbst erfahrene Therapeuten und Ärzte überrascht. Doch besser und einfacher ist es, rechtzeitig vorbeugend aktiv zu werden.

Ein erster, wichtiger Schritt zur Vorbeugung ist es, geistig und körperlich möglichst aktiv zu bleiben. Jedes regelmäßig ausgeübte Hobby, jeder Besuch bei Bekannten oder Verwandten, jede gepflegte Brieffreundschaft, jedes gelöste Kreuzworträtsel, das Lesen der Tageszeitung, alles, was Anforderungen an Geist und Körper stellt, ist ein wichtiger Baustein, der vorbeugt.

Zusätzlich sollte man sich einer gezielten Therapie unterziehen. Es gibt mittlerweile flächendeckend fast überall in Stadt und Land entsprechende Angebote für Gruppentherapien, die man nutzen kann und sollte. Außerdem bieten vielerorts Sportvereine, Volkshochschulen oder Fitneßstudios Präventionsgruppen an, in denen man durch sportliche Aktivitäten nicht nur den Körper, sondern auch den Geist fit halten kann. Hilfreich sind auch Angebote kreativer Kurse, in denen man künstlerische und handwerkliche Fähigkeiten (neu) entdecken und entwickeln kann.

Werden bereits Ausfallerscheinungen deutlich, dann kann es sinnvoll sein, eine Tagesgruppe oder Tagespflege einzuschalten. Diese kann man entweder täglich oder auch nur einmal pro Woche bzw. nach Lust und Laune aufsuchen. Die Gruppen sollten von speziell geschulten, examinierten Altenpflegekräften oder psychotherapeutisch ausgebildeten Therapeuten begleitet werden. Je nach Fähigkeiten werden die »Tagesgäste« (der Begriff Patient wird bewußt vermieden) gefordert und dadurch gefördert. Da kann selbst das Schälen von Kartoffeln und die Mithilfe beim Tischdecken bereits mehr sein als reine Beschäftigung.

Begleitet werden sollte jede Behandlung aber auch von einer medikamentösen Therapie. Dazu können unter Umständen verschiedene Medikamente verordnet werden. Ginkgo sollte dabei in keinem Fall fehlen. Wenn dem Arzt eine Verordnung auf Rezept nicht möglich ist, sollten Sie ihn trotzdem fragen, ob Sie die nicht allzu teuren Medikamente auch auf eigene Kosten zusätzlich einsetzen können.

Was tun?

Wenn Sie als Angehöriger Veränderungen an einem Menschen beobachten, die in Ihnen den Verdacht auf eine Demenzerkrankung aufkommen lassen, dann sollten Sie mit dem Betroffenen darüber reden und versuchen, ihn zu einem Arztbesuch zu bewegen. Machen Sie ihm Hoffnung, denn es gibt heute wirklich erfolgreiche, gute Therapiekonzepte. Vor allem müssen Sie dem Betroffenen klarmachen, daß es falsch wäre, sich wegen seiner Vergeßlichkeit oder anderer Symptome zu schämen, weil es sich ja nicht um »Dummheit« handelt, sondern um Folgen einer ganz normalen Krankheit, an der Millionen anderer Menschen in Deutschland ebenfalls leiden. Und sagen Sie vor allem ganz klar, daß der Rückzug in die Isolation in jedem Fall das Fortschreiten der Krankheit um das Zigfache beschleunigt.

Nach diesen Kriterien beurteilen Fachärzte Ausmaß und Stadium einer Demenzkrankheit:

Kognitive Störungen
- Verwirrtheit
- Störung der geistigen Wachsamkeit
- Störung des Kurzzeitgedächtnisses
- Orientierungsstörungen

Soziales Verhalten
- Reizbarkeit

- Feindseligkeit
- Lästigfallen
- unkooperatives Verhalten

Antriebsarmut
- Motivationslosigkeit
- Gleichgültigkeit gegenüber der Umgebung
- Ungeselligkeit
- fehlende Eigenpflege

Affektive Störungen
- Angst
- depressive Verstimmung
- Stimmungsschwankungen

Somatische Störungen
- Ermüdung
- Appetitlosigkeit
- Schwindel

Gesamteindruck
Für die einzelnen Punkte vergibt der Arzt Punktzahlen zwischen 1 (nicht vorhanden) und 7 (stark ausgeprägt). Je höher der ermittelte Wert ist, desto stärker ausgeprägt ist die Demenz. Für die Bewertung ist allerdings eine große psychiatrische Erfahrung nötig.

Der Schweregrad einer Demenzerkrankung wird anhand international einheitlicher Kriterien beurteilt, wie sie unsere vorangegangene Tabelle für die weitverbreitete Sandoz Clinical Assessment Geriatric Scale (SCAG) zeigt. Nach dem jeweiligen Auswertungsschema werden für alle erwähnten Leistungen und Beobachtungen Punkte vergeben. Dabei gilt, daß der Schweregrad der Erkrankung mit zunehmender Punktzahl steigt. In mehreren Studien wurde nachgewiesen, daß sich die Gesamtpunktzahl des SCAG signifikant senkt, wenn leicht bis mittelschwer erkrankte Patienten acht Wochen regelmäßig mit Ginkgoextrakt behandelt werden.

Verbesserungen wurden vor allem beim Kurzzeitgedächtnis und der geistigen Wachsamkeit registriert. Auch Kopfschmerzen und Ohrgeräusche traten wesentlich seltener auf als vor Beginn der Therapie. Auch bei schwereren Krankheitsbildern ließen sich nach achtwöchiger Ginkgoeinnahme erste Besserungen erzielen. Für eine Dauerbehandlung mit Ginkgo spricht, daß die SCAG-Werte auch später noch laufend weiter sanken. Besonders wichtig ist dabei, daß sich nicht nur die »harten« medizinischen Werte verbesserten, sondern die Patienten sich subjektiv deutlich besser fühlten. Objektiv gemessen werden solche Ergebnisse, indem man bestimmte psychologische Tests im Abstand mehrerer Wochen mehrmals durchführt und die Ergebnisse miteinander vergleicht.

Das erste spürbare Symptom einer beginnenden Demenz oder Hirnleistungsstörung sind – wie schon beschrieben – Ausfälle im Kurzzeitgedächtnis. Namen und Ereignisse aus der aktuellen Lebensphase werden vergessen, dafür kommen Erinnerungen aus der Kindheit und Jugendzeit ans Licht und bestimmen das Denken des Patienten immer mehr.

Patienten, die nicht behandelt werden, weisen nach drei Monaten schlechtere Ergebnisse bei psychologischen Tests der Gedächtnisleistung auf als Patienten, die einerseits Ginkgopräparate verabreicht bekamen und die andererseits ein Gedächtnistraining absolvierten. Patienten, die nur an einem Gedächtnistraining teilnahmen, schnitten nach der Testphase deutlich besser ab als vorher. Das gilt auch für Testpersonen, die nur das Medikament erhielten. Bei weitem die besten Therapieerfolge erzielte man aber, wenn man Medikament und Training kombinierte.

Dabei kommt es allerdings wirklich auf die Inhaltsstoffe an. Denn Medikamente, die lediglich eine allgemeine Durchblutungsstörung beseitigen, bewirken keine Verbesserung der Durchblutung des Gehirns, ja oft sogar eine Verschlechterung. In einer Studie mit insgesamt 60 demenzkranken Patienten im Alter zwischen 60 und 80 Jahren wies der Neurologe Prof. Walter-Uwe Weitbrecht nach, daß die positive Wirkung einer solchen Therapie tatsächlich nur mit *Ginkgo biloba* zu erzielen sei. Er verwendete in seiner Studie den Spezialextrakt *EGb 761*, der in den Medikamenten »Tebonin« und »rökan« enthalten ist.

In seiner Bewertung der Testergebnisse erklärt Weitbrecht: »Bei dem von uns zusammengestellten (...) Patientengut zeigte sich unter der vier- bis zwölfwöchigen Behandlung mit Ginkgo-biloba-Extrakt eine ausgeprägte Besserung der Symptome der primär degenerativen Demenz. Diese Veränderungen waren bereits nach vier Wochen belegbar durch die signifikanten Besserungen nicht nur in den Ergebnissen der psychometrischen Tests und den Befindlichkeitsbewertungen durch den Arzt und die Patienten, sondern auch in den Ergebnissen der klinisch-geriatrischen Skalen. Ein Absinken der Skalen um ca. 30 Prozent hat deshalb besondere klinische Relevanz, weil darin zum Ausdruck kommt, daß die Patienten ihre Alltagsprobleme leichter bewältigen. Nach acht Wochen gaben die Patienten dann auch ein subjektiv besseres Befinden an.«

Zehn Tips für den Umgang mit Verwirrten
Besonders Familienangehörige, enge Freunde und Bekannte fühlen sich oft hilflos, wenn sie einen stark verwirrten Menschen betreuen. Diese zehn Tips eines erfahrenen Hausarztes helfen weiter.

1. Besorgen Sie relativ frühzeitig einen Nachtstuhl für den Patienten. Das erspart ihm nächtliche Gänge zur Toilette.
2. Machen Sie mit dem Patienten ein Kontinenztraining, indem Sie zum Beispiel dafür sorgen, daß er regelmäßig zur Toilette geht.

3. Hinterlegen Sie Wohnungsschlüssel auch außerhalb des Hauses, damit Nachbarn oder andere Helfer eingreifen können, wenn sich der Patient aussperrt oder einschließt.

4. Überprüfen Sie Mülleimer vor dem Entleeren und Wäschestücke vor dem Waschen auf Wertgegenstände.

5. Sorgen Sie nachts für ausreichende Beleuchtung. Dadurch sinkt die Gefahr von Stürzen.

6. Liegt das Zimmer des Patienten in einem Obergeschoß eines Einfamilienhauses, verlegen Sie es möglichst ins Erdgeschoß, damit er keine Treppen steigen muß.

7. Rüsten Sie Wanne und Dusche mit rutschfesten Matten aus, und bringen Sie überall im Sanitärbereich Greifstangen an.

8. Achten Sie auf einen möglichst gleichmäßigen Tagesablauf mit regelmäßigen Essenszeiten und festgelegter Zeit zum Schlafengehen.

9. Verwirren Sie den Patienten nicht zusätzlich durch zu viele Betreuer. Je weniger Kontaktpersonen sich um ihn kümmern, desto besser.

10. Halten Sie den Patienten körperlich fit, zum Beispiel mit täglich mehreren Spaziergängen. Suchen Sie dabei immer die gleichen Orte auf, am besten solche, mit denen der Patient angenehme Erinnerungen verbindet.

Vaskuläre Hirnleistungsstörungen

Auch eine mangelhafte Durchblutung des Gehirns kann zu massiven Krankheitsbildern führen, die denen der altersbedingten (degenerativen) Demenz ähnlich sind. Doch stehen hier oftmals neben den Verlusten geistiger Fähigkeiten Kopfschmerzen, Schwindel und störende Ohrgeräusche (Tinnitus) im Vordergrund. Wegen des in vielen Fällen sehr starken Schwindels stürzen diese Patienten relativ häufig, müssen daher immer wieder ins Krankenhaus eingeliefert werden oder werden sogar dauerhaft pflegebedürftig. Da die Patienten die Medikamente in der Regel sehr lange, oft über mehrere Jahre hin nehmen müssen, fordern Ärzte, daß die Therapie möglichst keine Nebenwirkungen haben dürfe.

Der Hamburger Neurologe Dr. Peter Halama hat 20 zufällig ausgewählte Patienten mit vaskulären Hirnleistungsstörungen mit dem Ginkgoextrakt *EGb 761* behandelt, eine gleich große Patientengruppe erhielt unwirksame Tabletten (Placebos). Erwartungsgemäß besserten sich die demenzartigen Symptome in ähnlicher Weise wie bei den degenerativen Formen.

Das besondere Interesse galt aber den anderen Beschwerden. Dabei ergaben sich unterschiedliche Erfolge. So nahm das Schwindelgefühl bei den Patienten, die *EGb 761* erhalten hatten, signifikant ab, auch klagten die Patienten deutlich weniger über Kopfschmerz. Vergleichsweise am geringsten fiel der Erfolg hinsichtlich der Ohrgeräusche aus, doch auch hier konnte ein Rückgang um mehr als die Hälfte verzeichnet werden.

In seiner Bewertung der Studie schreibt Halama: »Besonders deutlich bessern sich die Störung des Kurzzeitgedächtnisses sowie der zu Beginn angegebene Schwindel. Auch bei den Punkten Gleichgültigkeit gegenüber der Umgebung und geistige Wachsamkeit sowie Verwirrtheit und depressive Verstimmung ist der Therapieerfolg zu zeigen.« Er schließt seinen Aufsatz mit folgendem Urteil ab: »Es ist festzuhalten, daß Ginkgo-biloba-Extrakt die Symptome von Patienten mit Hirnleistungsstörung vaskulärer Genese (Ursache) zu bessern vermag. Auch die weitgehende Nebenwirkungsfreiheit ist aufgrund der bisherigen Erfahrungen mit dem Präparat gesichert und wird durch die Untersuchung bestätigt. Beides ist sicherlich mit ein Grund für die nach unseren Erfahrungen relativ hohe Akzeptanz dieses Mittels seitens der Patienten. Es kann also festgestellt werden, daß Ginkgo-biloba-Extrakt für die Therapie der Hirnleistungsstörung vaskulärer Genese sehr gut geeignet ist.«

Depression

In bestimmten Fällen lassen sich Depressionen mit herkömmlichen Medikamenten nicht behandeln. Auch diese seelische Krankheit hat mitunter eine Störung der Neurotransmitter (siehe oben) als eine ihrer Ursachen. Vor allem im Zusammenhang mit Demenzkrankheiten, aber auch anderen Erkrankungen treten immer wieder Depressionen oder depressive Verstimmungen auf. Dabei spricht man von depressiven Verstimmungen meist, wenn sie sich als Folge einer anderen Grundkrankheit zeigen und wenn sie von der Schwere her nicht das wichtigste Symptom sind.

Bislang wurde die Wirkung von Ginkgoextrakten nur auf depressive Verstimmungen genauer untersucht, die im Zusammenhang mit einer Hirnleistungsstörung stehen. Doch verwenden manche Heilpraktiker den Extrakt auch erfolgreich bei solchen Formen der Depression, die auf eine Behandlung mit anderen Mitteln nicht reagieren.

Wissenschaftlich belegte Tatsache bleibt in jedem Fall, daß die hirnorganisch bedingte Depression ganz hervorragend auf Ginkgo anspricht. Der österreichische Psychiater Prof. Harald Schubert hat bei seinen Patienten, die er außer mit ihren gewohnten Antidepressiva auch mit Ginkgotabletten behandelte, bereits nach einer vierwöchigen Therapie eine Verbesserung der Symptome um 50 Prozent festgestellt. Im Lauf der weiteren Behandlung wurde dieses Ergebnis noch sehr viel weiter übertroffen. »(…), daß durch EGb 761 neben den Hirnleistungsstörungen auch mit diesen einhergehende depressive Verstimmungszustände älterer Menschen günstig zu beeinflussen sind, konnte mit dieser Studie erhärtet werden«, schreibt Schubert in der Bewertung seiner Ergebnisse.

Interessant, so Schubert, sei diese Therapie vor allem »im Hinblick auf die Risiken, die gerade auch für ältere Patienten mit dem Einsatz von Antidepressiva verbunden sein können«. Gerade von trizyklischen Antidepressiva seien Effekte bekannt, die bei Patienten mit Prostataleiden das Wasserlassen weiter erschwerten und die geistige Leistungsfähigkeit weiter beeinträchtigen können. Auch Kreislaufstörungen und ein unerwünschter Beruhigungseffekt könne durch Antidepressiva ausgelöst werden, wenn sie in höheren Dosierungen verabreicht werden. In solchen Fällen sei der Einsatz von Ginkgoextrakt besonders effektiv, weil er nicht nur die depressive Stimmung aufhellt, sondern auch die geistigen Leistungen des Gehirns deutlich verbessert.

Schaufensterkrankheit

Zwar werden nur drei von 100 über 50jährigen Frauen und Männer von der Schaufensterkrankheit betroffen, doch die Patienten leiden wahrlich Höllenqualen. Sie können oft nur wenige Schritte gehen, dann machen ihnen rasende Schmerzen das Weitergehen unmöglich. Ursache für die von den Ärzten als *Claudicatio intermittens* bezeichnete Krankheit sind Durchblutungsstörungen der Beine.

Bedingt durch Arteriosklerose, Rauchen, überhöhten Cholesterinspiegel oder Bluthochdruck verändern sich die Wände der Arterien (Schlagadern) in den Beinen. In der

Folge verengen sich die Blutgefäße, die Zirkulation verschlechtert sich und kann im Extremfall vollkommen unterbrochen werden. Zwar werden heute betroffene Patienten bereits in relativ frühen Krankheitsstadien operiert, doch ändert dies an der zugrundeliegenden Krankheit nicht viel. Außerdem sind die Patienten äußerst infarktgefährdet.

Grund genug also, nach Mitteln zu suchen, die das Problem bei der Wurzel packen und nachhaltige Besserung versprechen. Weil Ginkgo zum einen die Blutgerinnung hemmt und daher vorbeugend gegen Thrombosen (Blutpfropfen, die eine Ader verschließen können) wirkt und entzündliche Prozesse bessern kann, zum anderen die Toleranz gegen Sauerstoffmangel erhöht, liegt es nahe, das Mittel auch bei der Schaufensterkrankheit anzuwenden.

Um das Ergebnis vorwegzunehmen: Auch bei diesem Krankheitsbild hat Ginkgo seine Wirksamkeit eindrucksvoll unter Beweis gestellt. Die meisten Patienten konnten im Verlauf mehrerer Studien, die von verschiedenen Ärzten durchgeführt wurden, deutlich längere Strecken als vor Beginn der Therapie schmerzfrei zurücklegen. Allerdings gab es auch einige wenige Fälle, in denen eine Verschlechterung eintrat. Im Durchschnitt einer Studie erhöhte sich die ohne Schmerzen bewältigte Gehstrecke von 19 auf 34 Meter (nach 16 Wochen) und steigerte sich bis zum Ende der Untersuchung nach einem knappen halben Jahr auf 41 Meter.

Welche Therapie für einen Patienten die richtige ist, muß der Arzt nach der individuellen Diagnose und Krankengeschichte entscheiden. Als einzige Therapie, das wird aus allen Untersuchungen deutlich, macht die Einnahme von Ginkgotabletten allerdings wenig Sinn. In der Regel muß man die Strapazen einer physikalischen Therapie mit konsequentem Gehtraining auf sich nehmen, um dauerhafte und spürbare Erfolge zu erzielen.

Außerdem müssen die Patienten mögliche Risikofaktoren ausschalten: Rauchen und übermäßiger Alkoholgenuß sind Gift, ebenso ein hoher Cholesterinspiegel, zu hoher Blutdruck oder eine schlecht eingestellte Zuckerkrankheit.

Ohrgeräusche (Tinnitus)

Ohrgeräusche kennen sehr viele Menschen, fast jeder sechste war oder ist davon betroffen. Echten Krankheitswert hat der Tinnitus aber nur bei einem Prozent der Bevölkerung. Dabei ist er keine eigene Krankheit, sondern ein Symptom zahlreicher Erkrankungen des Ohres und anderer Organe oder wird durch psychiatrisch-neurologische Erkrankungen verursacht.

Sehr häufig sind Durchblutungsstörungen und Ernährungsmangel Schuld daran, daß ein Patient rauschende, pfeifende, zischende, klingelnde, klopfende oder andere Geräusche hört, die direkt in seinem Ohr entstehen und nicht tatsächlich existieren. Durch die Mangelernährung werden die Haarzellen im Innenohr geschädigt und senden Signale an den Hörnerv, obwohl sie objektiv kein Geräuschsignal von Trommelfell und Mittelohr übermittelt bekamen – eine Fehlschaltung oder ein Kurzschluß also.

Auch beim Tinnitus können Ursachen in Frage kommen, wie sie für die Schaufensterkrankheit beschrieben worden sind. Aber auch Bandscheibenvorfälle und andere Schäden der Wirbelsäule oder Veränderungen an den Kiefergelenken sowie extrem laute Musik- oder Geräuschkulissen können Tinnitus auslösen. Als psychische Ursachen kennt man vor allem Streß. Mitunter sind auch Medikamente, vor allem Antibiotika oder Schmerzmittel, für das Auftreten der Krankheit verantwortlich.

Das Innenohr wird vom Gehirn aus mit einer Arterie durchblutet. Damit bietet sich Ginkgo als Heilmittel geradezu an, da er ja die Durchblutung und die Reizleitung der Nervenzellen verbessert. In der Tat erweist sich nach allen vorliegenden Ergebnissen der Ginkgoextrakt als sehr geeignet. Denn sowohl durch das Einnehmen von Tabletten wie durch Spritzen oder Infusionen mit dem Extrakt bessern sich die Symptome bei der Mehrzahl der Patienten oder verschwinden sogar ganz.

Schwindel

Schwindel gehört zu den Symptomen, die äußerst verschiedene Ursachen haben können. Wohl am häufigsten kommt zu niedriger Blutdruck in Frage, doch auch Streß, Überanstrengungen, Unterzucker, extreme Witterungsumschläge und Tiefdruckwetter, Schäden an der Wirbelsäule oder – ähnlich wie beim Tinnitus – krankhafte Prozesse im Innenohr können auslösende Faktoren sein.

Wenn Schwindel regelmäßig und chronisch auftritt, kommen Durchblutungsstörungen in Gehirn oder dem Innenohr in Frage, in dem auch das Gleichgewichtsorgan sitzt. Wenn Sie häufiger unter Schwindelanfällen leiden, sollten Sie sich unbedingt ärztlich untersuchen lassen, denn eine gezielte, erfolgreiche Behandlung ist natürlich nur möglich, wenn man die Ursache kennt.

Soweit Durchblutungsstörungen oder Sauerstoffmangel im Gehirn den Schwindel auslösen, macht eine Behandlung mit Ginkgo Sinn.

Schwindel kann aber Symptom und Warnzeichen für eine Vielzahl teilweise äußerst schwerer Erkrankungen sein. Daher darf er auf keinen Fall ohne ärztliche Diagnose selbst behandelt werden. Ginkgo darf hier nur in Absprache mit dem Arzt genommen werden!

Koronare Herzkrankheit

Herzinfarkt, Angina pectoris, Brustschmerz oder andere
Krankheiten der Herzkranzgefäße werden durch entzündliche Prozesse in den Arterien ausgelöst, die dem bereits
beschriebenen Muster folgen: die Muskulatur der Gefäßwände zieht sich zusammen, es bilden sich arterioskleroti-
sche Ablagerungen, schließlich verklumpt das Blut und ver-
stopft das Gefäß.

Diesen Teufelskreis kann Ginkgo durchbrechen, indem es
die Blutgerinnung vermindert und die Elastizität der roten
Blutkörperchen erhöht. Dadurch verbessert sich die Ernährung des Herzmuskels. In Absprache mit dem behandeln-
den Arzt können Patienten daher ihre Therapie wirkungsvoll mit Ginkgotabletten unterstützen. Wer ein erhöhtes In-
farktrisiko hat, kann das nebenwirkungsarme Mittel auch
vorbeugend nehmen.

Herzinfarkte verlaufen in sehr vielen Fällen tödlich. Wer
überlebt, muß sich häufig einer Operation unterziehen,
bei der die verschlossenen Gefäße durch einen Bypass
umgangen werden. Dazu werden Blutgefäße aus anderen
Körperteilen des Patienten entnommen und an die entsprechenden Herzkranzgefäße angeschlossen. Solche Eingriffe sind täglich tausendfach geübte Routine für Chirur-
gen. Da das Herz während des Eingriffe stillgelegt werden
muß, übernimmt die Herz-Lungen-Maschine seine Funktion.

Ginkgopräparate beugen der koronaren Herzkrankheit nicht nur äußerst wirksam vor, sie unterstützen auch die Heilung nachhaltig, weil sie die Fließeigenschaften des Blutes optimieren und damit dem gefürchteten Zweitinfarkt und anderen Komplikationen vorbeugen. Außerdem verhindert die Wirksamkeit gegen freie Radikale, daß sich neue Ablagerungen bilden oder die Gefäßwände entzünden. Möglicherweise beugt Ginkgo auch einem Verschluß von Bypässen oder von durch Ballondilatation erweiterten Blutgefäßen vor.

Schlaganfall

Als Schlaganfall bezeichnet man einen Infarkt des Gehirns, der in den meisten Fällen durch ein verstopftes Blutgefäß im Hirn verursacht wird. Manchmal kann aber auch ein geplatztes Äderchen die Ursache sein, durch das Blut austritt und das Nervengewebe schädigt. Weil es in diesem Fall lebenswichtig ist, daß die Blutgerinnung optimal funktioniert und die Blutung gestoppt wird, darf man Ginkgo nur nach einer genauen Diagnose einsetzen.

In der Regel aber bereitet die Einnahme von Ginkgo auch bei Schlaganfallpatienten keine Probleme. Ganz im Gegenteil, die nootrope, hypoxietolerante und durchblutungssteigernde Wirkung des Ginkgo kann dazu beitragen, die Folgeschäden dieses Hirninfarktes deutlich abzuschwächen. Denn unter dem Einfluß des Medikamentes können die

von der Blutzufuhr abgeschnittenen Hirnareale länger als
unter normalen Umständen überleben, zudem werden sie
besonders schnell wieder mit Blut versorgt.

Wie beim Herzinfarkt ist es auch beim Schlaganfall von ent-
scheidender Bedeutung, daß man schnellstens in kompe-
tente ärztliche Behandlung kommt. Das bedeutet: Sobald
die ersten Anzeichen eines Schlaganfalls zu bemerken sind,
keine Sekunde Zeit verlieren, sondern sofort den Notarzt
verständigen und auf den Verdacht eines Schlaganfalles
hinweisen.

Warnzeichen eines drohenden Schlaganfalles können
sein:
● vorübergehende schlaffe Lähmungserscheinungen auf
  einer Körperseite
● Sprach-, Sprech- oder Schluckstörungen
● Schwindelanfälle
● Kribbeln in Haut oder Muskeln auf einer Körperseite
● Doppeltsehen oder Sehschwäche

Da Ginkgoextrakte vor allem eine sehr gute vorbeugende
Wirkung besitzen, sollten Patienten, die zu den schlagan-
fallgefährdeten Menschen gehören, unbedingt vorbeugend
Ginkgopräparate einnehmen. Da sie nach bisherigen Erkenntnissen nur sehr selten Nebenwirkungen zeigen und
auch die Wirkung anderer Medikamente nicht stören, kann
man dies – nach Absprache mit dem Arzt – in der Regel pro-
blemlos tun.

Unter Ginkgo verläuft auch die Rehabilitation von Schlaganfallpatienten häufig schneller als erwartet. Daher wird
das Mittel in geeigneten Fällen während der Rehabilitati-
onsphase immer häufiger ärztlich verordnet.

Migräne

Obwohl Millionen Menschen gelegentlich oder regelmäßig
unter ihr leiden und nach einem Anfall oft tagelang nicht
arbeiten können, sind die Ursachen der Migräne noch
nicht vollkommen erforscht. So weiß man bis heute nicht,
warum sich die Blutgefäße des Gehirns zunächst krankhaft
zusammenziehen und dadurch die Durchblutung behin-
dern, ehe sie nach einiger Zeit die Verkrampfung lösen und
total erschlaffen.

Die Phase der Erschlaffung erfaßt auch die Kapillaren der
Hirnhaut, die für bestimmte Gewebshormone durchlässig
werden. In der Folge sammelt sich Flüssigkeit im Hirnhaut-
gewebe, gleichzeitig wird mehr Blut durch die erweiterten
Kapillaren gepumpt. Die Hirnhaut schwillt an, und ihre sehr
empfindlichen Nerven werden gereizt. Das führt zu dem
typischen halbseitigen Kopfschmerz oder anderen unangenehmen Erscheinungen. Übelkeit, halbseitige Lähmungen,
eine Überempfindlichkeit gegenüber Geräuschen oder
hellem Licht oder der Ausfall des Sprachzentrums gehören
dazu. Während diese Symptome häufig sehr bald wieder
verschwinden, kann es durchaus drei, vier Tage dauern, bis

die quälenden Kopfschmerzen abklingen. Das besonders Üble daran: Sie sprechen oft auf die üblichen Schmerzmittel nicht an.

Man kann versuchen, mit Hilfe von regelmäßig eingenommenen Ginkgotabletten eine ausgleichende Wirkung auf die Blutgefäße im Gehirn zu erzielen. Sehr erfolgversprechend ist es, bei Beginn einer Attacke zwei bis drei Tabletten einzunehmen. Ein sehr hoher Prozentsatz von Patienten kann dadurch seine Beschwerden zumindest sehr stark reduzieren.

Augenkrankheiten

Auch die Netzhaut des Auges altert und unterliegt dabei ähnlichen Prozessen wie das Hirngewebe. Die Folgen können Schleiersehen, Augenflimmern und das Auftreten von Doppelbildern sein. Patienten, die Ginkgotabletten erhielten, konnten nach etwa vier Wochen großenteils weitaus besser sehen als vorher. Deutlich weniger geschädigt wurden die Netzhäute von Patienten, bei denen eine Augenlaserung durchgeführt worden war, wenn sie vorher mit Ginkgo behandelt wurden. Das hat eine groß angelegte wissenschaftliche Studie sehr eindrucksvoll bewiesen.

Da viele Probleme beim Sehen auch auf Hirnleistungsstörungen oder eine Funktionsschwäche des Augennervs zurückzuführen sind, eignet sich Ginkgo hervorragend, Sehschwächen und andere Störungen zu behandeln. Auch verhindert die vorbeugende Einnahme, daß solche Schäden überhaupt entstehen.

Krebs

An der Klinik für Tumorbiologie in Freiburg wird Patienten mit Dickdarm-, Bauchspeicheldrüsen- und Brustkrebs Ginkgoextrakt in Infusionen verabreicht. Nach bisherigen Beobachtungen verstärkt der Extrakt die Wirkung der Chemotherapie, weil es die Membranen der Tumorzellen so verändert, daß die Mittel der Schulmedizin ihre Wirkung besser entfalten können. Außerdem leiden die Patienten, denen die klassische Chemotherapie nicht mehr helfen könnte, deutlich weniger unter Nebenwirkungen, als es ohne Ginkgo üblich ist.

In diesem Buch wird die Rolle des Ginkgo in der Krebstherapie mit Absicht sehr knapp gehalten. Denn bis heute stehen nur sehr wenige wirklich gesicherte Daten zur Verfügung, und die Forschungen auf diesem Gebiet stehen erst am Anfang. Es ist aber nach allen bisherigen Erkenntnissen zu vermuten, daß Ginkgo für bestimmte Therapieformen sinnvoll ist und in entsprechende Behandlungsstrategien eingebaut wird.

Teil 3:
Mehr als ein Hausmittel

Kein Allheilmittel

Auch wenn Sie mit Hilfe des Ginkgo bei einer ganzen Reihe von Krankheiten deutliche Verbesserungen oder sogar eine vollständige Heilung erreichen können, ist er kein Allheilmittel. Vor allem sollten Sie Ginkgo keinesfalls nehmen, ohne vorher mit Ihrem Arzt gesprochen zu haben. Denn die in vielen Fällen erwünschte Hauptwirkung, die Verbesserung der Fließeigenschaften des Blutes und die Hemmung der Blutgerinnung, kann bei bestimmten Krankheiten sogar gefährlich werden.

Falls Sie Ginkgo verordnet bekommen, sollten Sie weiterhin die Verantwortung für Ihre Gesundheit übernehmen. Eine gesunde Lebensweise ohne Nikotin, mit vernünftiger Ernährung, der Reduktion von hohem Übergewicht und erhöhten Blutfettwerten, einem überlegten Umgang mit Alkohol und vor allem viel aktiver Bewegung ist die wichtigste Voraussetzung dafür.

Trainieren Sie in Ihrer Lieblingssportart so, daß Ihr Kreislauf mindestens einmal täglich in Schwung kommt. Achten Sie dabei auf Ihren Puls. Er sollte deutlich steigen. Den für Sie idealen Wert können Sie leicht ausrechnen: 180 minus Lebensalter gibt den Wert an, den Sie im Normalfall gefahrlos erreichen können und auch sollten. Für 50jährige sind also 130 Pulsschläge pro Minute ideal, wenn Sie einmal 140 erreichen, schadet es auch nicht.

Sorgen Sie ebenso dafür, daß Ihr Gehirn ständig genügend zu tun bekommt. Fordern Sie Ihr Gedächtnis, suchen Sie den Kontakt zu anderen Menschen, pflegen Sie Ihre Hobbys, und scheuen Sie nicht davor zurück, auch mit 40, 50, 60 oder gar 70 Jahren neue Herausforderungen anzunehmen. Warum sollten Sie eigentlich nicht die Sprache des Landes erlernen, in dem Sie Ihren nächsten Urlaub verbringen wollen? Ein idealeres Gehirntraining, als Sprachen zu lernen, gibt es nicht.

Wenn Sie dann – entsprechende Gesundheit vorausgesetzt – ihre persönliche Gesundheitsvorsorge noch um die regelmäßige Einnahme von Ginkgo ergänzen, haben Sie bereits sehr viel für die Erhaltung Ihrer Gesundheit getan.

Ginkgo ist nicht gleich Ginkgo

Die meisten wirksamen Substanzen, die in den Ginkgoblättern enthalten sind, brauchen Lösungsmittel wie Aceton oder Alkohol, um für den Organismus verwertbar zu werden. In Wasser lösen sich weder die Ginkgolide noch das Bilobalid. Aus diesem Grund sollten Sie am besten auf Medikamente zurückgreifen, die pharmazeutisch wirksame, standardisierte Extrakte enthalten. Als besonders wertvoll hat sich dabei der Spezialextrakt *EGb 761* erwiesen.

Denn er enthält nicht nur eine garantierte Menge an Wirkstoffen in gleichbleibender Qualität, sondern schützt Sie auch optimal vor möglichen unliebsamen Nebenwirkungen. Die Ginkgolsäure ist stark reizend und verfügt über eine hohe allergieauslösende Potenz. Dem Extrakt wurden in zahlreichen komplizierten Einzelschritten die schädlichen Substanzen so gut wie vollkommen entzogen.

Derart aufbereitet, liegen in Tabletten, die den Extrakt *EGb 761* enthalten, Ginkgolid A zu 98 Prozent, Ginkgolid B zu 79 Prozent sowie Bilobalid zu 72 Prozent in verwertbarer Form vor. Gut 60 Prozent davon gehen tatsächlich in den Stoffwechsel über.

Hausgemachte Ginkgotinktur

Natürlich können Sie trotzdem Versuche mit selbst zubereiteter Ginkgotinktur machen. Pflücken Sie im Herbst die noch grünen, fächerförmigen Blätter. Schneiden Sie diese in ungefähr 1 cm breite Streifen und füllen sie locker in ein Glasgefäß mit möglichst weiter Öffnung.

Gießen Sie anschließend guten, etwa 40prozentigen Korn über die Blätter, bis sie bedeckt sind. Verschließen Sie das Gefäß sorgfältig und stellen es warm, aber nicht zu hell. Nach etwa drei Wochen ist Ihre Ginkgotinktur fertig.

Starten Sie unbedingt einen Versuch mit einer kleinen Menge, ehe Sie sich einen Vorrat für längere Zeit anlegen. Testen Sie zunächst nur zwei oder drei Tropfen, die Sie unbedingt mit Wasser, Tee oder Saft verdünnen müssen, ehe Sie die Tinktur einnehmen. Nur wenn Sie nach dem Test weder Anzeichen von Übelkeit noch andere, ungewohnte Reaktionen verspüren, können Sie nach und nach auf höhere Dosen übergehen.

Sehr empfehlenswert zur Vorbeugung gegen Schaufensterkrankheit und zur Verbesserung der Durchblutung ist es, wenn Sie in gleicher Weise auch Tinkturen von Arnika und Waldmeister herstellen. Mischen Sie 30 ml Ginkgo- mit jeweils 10 ml Arnika- und Waldmeistertinktur. Rühren Sie dreimal täglich 15 bis 25 Tropfen dieser Mischung in etwas Wasser und trinken es vor dem Essen.

Als Tee ist Ginkgo dagegen kaum wirksam, weil die wichtigen Bestandteile sich in Wasser so gut wie nicht lösen.

Wie lange soll man Ginkgo einnehmen?

Natürlich ist die Dauer der Behandlung vor allem von der Schwere des jeweiligen Krankheitsbildes abhängig. Die Arzneimittelkommission empfiehlt bei chronischen Krankheiten wie Durchblutungsstörungen des Gehirns oder

Hirnleistungsstörungen und Demenz eine mindestens zweimonatige regelmäßige Einnahme. Spätestens nach drei Monaten muß Ihr Arzt entscheiden, ob es sinnvoll ist, die Therapie fortzusetzen.

Um Durchblutungsstörungen der Beine zu behandeln, muß Ginkgo mindestens sechs Wochen lang genommen werden, um einen anhaltenden, meßbaren Erfolg zu erzielen.

Schwindel und Tinnitus erfordern ebenfalls eine mehrwöchige Behandlung. Doch verbessern sich die Therapieerfolge nach sechs bis acht Wochen nicht weiter. Allerdings schadet eine darüber hinausgehende Einnahme natürlich nicht und beugt einem Rückfall vor.

Dosierung

Da die verschiedenen pharmazeutischen Extrakte auf unterschiedliche Wirkstoffgehalte eingestellt sind, kann man zur Frage der Dosierung keine allgemeingültigen Angaben machen. Am besten richten Sie sich nach den Angaben des jeweiligen Herstellers.

Es bringt – von bestimmten, ärztlich verordneten Ausnahmefällen abgesehen – nichts, wenn Sie die Dosis erhöhen,

auch wenn die Gefahr von Vergiftungen durch Überdosierung praktisch ausgeschlossen ist.

Bislang hat die Arzneimittelkommission für den Spezialextrakt *EGb 761* keine Einschränkungen bekanntgegeben. Es
wurden weder Wechselwirkungen mit anderen Mitteln bekannt noch sollte man während Schwangerschaft und Stillzeit auf das Mittel verzichten.

Register

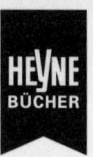
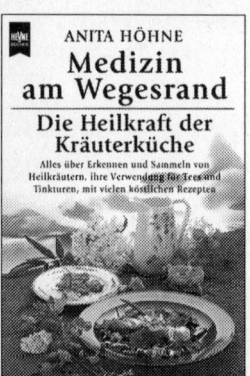

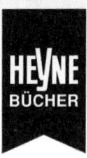
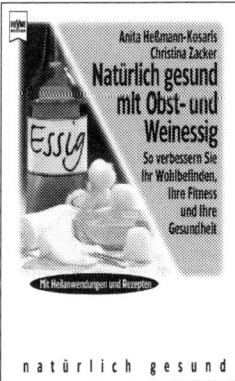

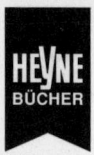

Body & Soul

Harmonie des Lebens

Erich Bauer/Uwe Karstädt
Das Tao der Küche
08/5186

Chao-Hsiu Chen
Feng Shui
08/5181

Laneta Gregory
Geoffrey Treissman
Das Aura-Handbuch
08/5183

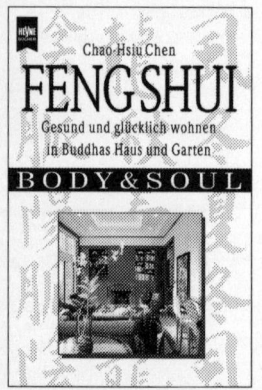

08/5181

Christopher S. Kilham
Lebendiger Yoga
08/5178

Ulrike M. Klemm
Reiki
08/5176

Anita Martiny
Fourou Turan
Aura-Soma
08/5175

Dr. med. H. W.
Müller-Wohlfahrt
Dr. med. H. Kübler
**Hundert Prozent fit
und gesund**
08/5179

Brigitte Neusiedl
Heilfasten
08/5180

Donald Norfolk
Denken Sie sich gesund!
08/5182

Magda Palmer
**Die verborgene Kraft
der Kristalle und der
Edelsteine**
08/5185

Susi Rieth
Die 7 Lotusblüten
08/5177

Dr. Vinod Verma
Ayurveda
08/5184

Heyne-Taschenbücher